Transanse

ou

états de conscience modifiés

Approche interdisciplinaire

Psycho - logiques

Collection fondée par Philippe Brenot
et dirigée par Joël Bernat

Sans exclusives ni frontières, les logiques président au fonctionnement psychique comme à la vie relationnelle. Toutes les pratiques, toutes les écoles ont leur place dans Psycho - logiques.

Dernières parutions

Rubia INFANTI, *Chacun peut devenir parent (même avec une histoire cabossée)*, 2025.
Gaëtane GRANGE-KNOPP, *La maison, ce grand corps vivant, Habiter son intérieur, habiter sa vie*, 2025.
Michel CLAES, *L'adolescence prolongée. Un temps d'accomplissements*, 2025.
Patrick VINCELET, *TDAH, HPI, HPE, zèbre ou enfant ludion. Leurs formes et leur complexité*, 2025.
Patrice CUYNET, Fatma DERBAL, *Le trauma familial face au cambriolage, Le « Chez-Soi » violé*, 2025.
Daniel SCHURMANS, *La folie, sens et souffrance, Essai d'interprétation anthropologique*, 2025.
Christian PELLOIS, M*odéliser en sciences humaines, Conceptions, mesures, analyses statistiques et sens possibles*, 2025.
Alexandra DE TROZ, *Le burn-out sexuel. Du désir épuisé au lien retissé*, 2025.
Aurima DILIENE, *Le mal fait du bien. Contes thérapeutiques pour les adultes*, 2025.
Jean-Yves DE LA CAFFINIERE, *Maîtrise de soi et transcendance sans Dieu*, 2025.
Marie-France BLÈS, *A coups d'éclats : la violence verbale et ses expressions. L'adulte, le bébé et la clinique*, 2025.
Patrick TRAUBE, *La demande à l'autre, Comment la formuler ?*, 2025.
Anna CURIR, *Femmes et métaphores dans l'astronomie. « Être à la place de »*, 2025.

Amine Chbihi Moukit

Transse

ou

états de conscience modifiés

Approche interdisciplinaire

L'Harmattan

5-7, rue de l'École Polytechnique - 75005 Paris
www.editions-harmattan.fr
ISBN : 978-2-336-58868-1
EAN : 9782336588681

En hommage à ma mère, pour son amour inconditionnel, et à mon père, qui m'a enseigné l'harmonie entre authenticité et modernisme.

Sommaire

Avant Propos

Ce travail a pour ambition scientifique de tenter la réconciliation entre approches neurologiques et traditions spirituelles. Toutefois, certains aspects mériteraient une vigilance particulière. En effet, la distinction entre corrélation et causalité dans les relations cerveau-expérience subjective reste méthodologiquement complexe.

La force de ce travail réside en une approche interdisciplinaire ambitieuse combinant neurosciences, anthropologie et psychologie, un effort de rigueur scientifique appliqué à des phénomènes traditionnellement considérés comme « mystiques », une méthodologie détaillée pour validation expérimentale des hypothèses, et enfin une tentative de réconciliation entre savoirs traditionnels et science moderne.

Néanmoins il est à noter qu'établir des liens causaux entre activités cérébrales et expériences subjectives reste challengeant. L'application de cadres scientifiques occidentaux à des pratiques non-occidentales nécessite une vigilance constante.

Le projet doctoral, proposé en fin de l'étude, nécessitera une attention particulière aux aspects éthiques et à la collaboration authentique avec les communautés étudiées.

La synthèse suivante des chapitres de l'étude révèle la progression logique de l'argumentation. En partant d'une contextualisation épistémologique, nous développons les bases neurobiologiques, examinons les mécanismes d'induction, explorons les variations culturelles et proposons des applications thérapeutiques.

La validation des hypothèses est faite à travers trois études de cas détaillées.

I. Introduction

La transe mystique est positionnée comme un état de conscience modifié, présent dans toutes les cultures humaines. Longtemps marginalisé par la science occidentale, nous démontrons que la transe constitue un phénomène neurobiologique légitime, avec une architecture commune spécifique.

Les techniques traditionnelles d'induction de transe exploitent avec une précision remarquable les propriétés intrinsèques du système nerveux. Cette « découverte », magistralement exploitée, a conduit au développement de systèmes de croyances mystiques reconnus sociologiquement.

II. La Transe comme Objet Neuroscientifique

Ce chapitre présente la révolution épistémologique dans les neurosciences de la conscience, où les techniques d'imagerie moderne ont permis d'objectiver les corrélats neurobiologiques des états de transe avec une précision inédite. Nous formulons une critique du biais épistémologique occidental qui associait traditionnellement la transe à l'irrationnel ou au pathologique.

Contrairement aux fonctions cognitives classiques étudiables en conditions standardisées, la transe demeure intrinsèquement liée à son contexte culturel et rituel. Nous proposons donc une « neuroscience culturelle de la transe » qui combine les mécanismes neurobiologiques et les matrices culturelles.

III. Bases Neuroanatomiques de Transe

L'étude détaille comment le cortex préfrontal, représentant 30% du cortex cérébral humain, subit une désactivation massive et spécifique lors des états de transe. Cette désactivation n'est pas uniforme mais suit des patterns spécifiques et une progression temporelle prévisible, avec réduction initiale du cortex préfrontal dorsolatéral, extension au cortex préfrontal ventromédian, puis désactivation massive incluant le cortex cingulaire antérieur.

Cette progression correspond phénoménologiquement à l'approfondissement de l'état de transe, soit une diminution du contrôle volontaire, une altération du jugement, puis la perte du sens de soi.

Parallèlement à la désactivation préfrontale, la transe se caractérise par une hyperactivation sélective de structures limbiques spécifiques. L'amygdale montre une activation marquée contribuant à l'intensité émotionnelle et l'hippocampe présente une activation complexe favorisant les expériences de déjà-vu et les connexions mnésiques atypiques.

Le découplage limbico-préfrontal explique l'incapacité à moduler rationnellement les expériences émotionnelles intenses et la tendance à accepter sans esprit critique les perceptions atypiques. Ceci facilite l'émergence de synesthésies, d'expériences de révélation soudaine, et la formation d'associations mnésiques durables.

L'analyse révèle une redistribution radicale des ressources cognitives à travers les trois réseaux attentionnels. Le réseau d'alerte présente une réduction de la vigilance générale, le réseau d'orientation spatiale bascule de l'espace externe vers les processus internes, tandis que le réseau de contrôle exécutif subit une perturbation majeure.

IV. La Signature Électrique de la Transe

L'étude établit que les oscillations cérébrales constituent les mécanismes actifs de coordination interrégionale. La genèse thalamocorticale des rythmes explique pourquoi les états de transe s'accompagnent systématiquement de changements dans les patterns oscillatoires.

Les ondes thêta (4-8 Hz), rarement dominantes dans la conscience vigile normale, deviennent prépondérantes lors des états de transe. L'hippocampe agit comme principal générateur avec le cortex cingulaire antérieur et les structures septales. Le rythme thêta facilite la formation de nouvelles associations, l'accès aux souvenirs épisodiques, la créativité et la régulation émotionnelle.

L'installation de la dominance thêta suit une transition progressive, soit ralentissement alpha, émergence thêta, dominance thêta, puis synchronisation globale.

L'aspect le plus remarquable de la neurophysiologie de la transe consiste en l'émergence de patterns de synchronisation interrégionale dépassant largement ce qui est observé dans les états normaux. La cohérence thêta peut atteindre des valeurs de 0.8-0.9 entre régions distantes (normal < 0.3), créant un état de « cerveau unifié » temporairement.

Paradoxalement, la transe combine cette synchronisation globale avec une désynchronisation sélective de certains réseaux, particulièrement le réseau du mode par défaut, corrélant avec la diminution du dialogue mental interne et de l'auto-référentialité.

V. Technologies Traditionnelles d'Altération de Conscience

L'analyse démontre que l'induction de transe par stimuli auditifs rythmiques (cas Gnawa) exploite les propriétés intrinsèques du système auditif et ses connexions privilégiées avec les centres de régulation de la conscience. L'entraînement neural rythmique désigne la capacité d'un stimulus auditif périodique à synchroniser l'activité oscillatoire cérébrale sur sa propre fréquence. Les rythmes utilisés dans les rituels correspondent précisément à la bande de fréquence thêta cérébrale.

Par ailleurs, le jeûne (cas Khouloua) déclenche une série de modifications neurométaboliques facilitant l'émergence d'états de conscience altérés. Le cerveau initie une transition métabolique fondamentale du glucose aux corps cétoniques.

L'analyse révèle quatre phases temporelles distinctes avec des modifications oscillatoires spécifiques : amplification des rythmes lents, dominance thêta renforcée, modulation des rythmes rapides, et réorganisation du réseau du mode par défaut.

L'étude examine l'induction par suggestion (cas Roquia) reposant sur l'activation de réseaux neuraux impliqués dans le contrôle attentionnel.

VI. Variations Culturelles et Facteurs Individuels

L'analyse comparative révèle que différentes traditions de transe présentent des patterns d'activation cérébrale spécifiques tout en partageant une architecture neurobiologique commune.

L'étude identifie chez l'individu hautement susceptible à la transe des différences neuroanatomiques mesurables. Les variations dans les systèmes de neurotransmetteurs et les traits de personnalité influencent également la réceptivité à la transe.

VII. Applications Thérapeutiques

L'étude démontre que la transe thérapeutique peut induire des effets neuroplastiques bénéfiques incluant la potentiation synaptique induite par thêta, l'augmentation de facteurs neurotrophiques, et la stimulation de la neurogenèse hippocampique.

Ces mécanismes facilitent la restructuration des réseaux traumatiques par déconditionnement des réponses de peur et reconsolidation mnésique thérapeutique.

L'étude propose des protocoles cliniques d'induction de transe thérapeutique avec des indications spécifiques (TSPT, troubles anxieux, dépression résistante) et des contre-indications clairement définies.

L'étude explore les technologies émergentes incluant le neurofeedback en temps réel pour l'apprentissage accéléré, la stimulation cérébrale non-invasive pour faciliter l'induction, et la réalité virtuelle pour créer des environnements immersifs optimisés.

VIII. Implications Philosophiques et Épistémologiques

L'analyse critique les théories actuelles de la conscience remet en question la dichotomie normal/pathologique et propose une épistémologie intégrative reconnaissant la complémentarité de différents modes.

L'étude suggère l'émergence d'une « neuroscience contemplative » intégrant méthodes scientifiques rigoureuses et sagesses traditionnelles, ouvrant des perspectives pour une médecine personnalisée des états de conscience.

IX. Études de cas : La Lila de Gnawa

L'étude détaillée des pratiques Gnawa révèle une sophistication remarquable dans l'orchestration des modifications neurobiologiques. La progression rythmique suit une séquence précise d'entraînement neural synchronisant les oscillations cérébrales selon un protocole optimisé. L'analyse instrumentale démontre que chaque instrument possède une fonction neuropharmacologique spécifique. La neurochimie de l'extase suit la progression rythmique avec libération séquentielle de neurotransmetteurs spécifiques.

L'étude révèle l'existence d'un « sevrage rituel » expliquant neurobiologiquement l'obligation culturelle de participation régulière, avec des conséquences pathologiques spécifiques en cas d'interruption liées à la dépendance neurochimique développée.

X. Etude de cas : La Roquia de Possession

L'analyse de cette pratique révèle des mécanismes neurobiologiques similaires malgré un contexte culturel et des objectifs différents. Le protocole induit une transe par confrontation verbale et pression sensorielle, produisant la désactivation préfrontale caractéristique et l'hyperactivation limbique.

L'étude établit des correspondances exactes entre les manifestations de « possession » et les critères diagnostiques du Trouble Dissociatif de l'Identité, suggérant une base neuropsychologique commune.

L'analyse révèle également une transformation de la pratique en industrie commerciale créant des mécanismes de dépendance psychologique et économique.

XI. Etude de cas : La Khouloua Soufie

L'analyse de cette retraite spirituelle de 40 jours démontre une « technologie neurologique » sophistiquée, utilisant la privation sensorielle et nutritionnelle contrôlée. La progression suit quatre phases distinctes correspondant à des seuils critiques de modifications cérébrales : purification, illumination, dévoilement, et réalisation.

L'étude établit des corrélations précises entre les expériences mystiques décrites par les maîtres soufis et les substrats neurobiologiques objectivables, révélant que les « théophanies », « illuminations » et expériences d' « union divine », correspondent à des mécanismes neurobiologiques spécifiques et mesurables.

XII. L'Architecture Commune Révélée

L'analyse comparative des trois études de cas révèle des similitudes profondes malgré des contextes culturels et objectifs différents. Toutes décrivent des protocoles ritualisés pour induire délibérément des états de conscience modifiés, avec des mécanismes neurobiologiques remarquablement similaires : désactivation préfrontale, hyperactivation limbique, synchronisation thêta, et désactivation du réseau du mode par défaut.

La différence réside non dans le processus neurobiologique de base, mais dans l'intention, le cadre interprétatif, et l'issue pour le participant.

Cette découverte démontre comment la diversité des expressions culturelles et mystiques peut émerger d'une base neuropsychologique commune.

XIII. Conclusion

L'étude conclut que les traditions millénaires recèlent une approche empirique qui anticipe les découvertes scientifiques contemporaines. Les pratiques traditionnelles constituent des « technologies neurales » sophistiquées développées empiriquement et orchestrant des modifications neurobiologiques précises selon des protocoles optimisés.

Cette compréhension ouvre des perspectives thérapeutiques innovantes pour la médecine intégrative tout en soulevant des questions éthiques importantes sur l'exploitation commerciale de ces pratiques et la nécessité de préserver leur pureté originelle.

Annexe

Nous proposons, en annexe, une approche de recherche future qui respecte l'ancrage culturel des pratiques tout en développant une compréhension scientifique rigoureuse, contribuant à une réconciliation nécessaire et féconde entre modernité scientifique et patrimoine culturel, au service du bien-être humain.

I. Introduction

La transe ou Jedba en arabe, est un état de conscience modifié présent dans toutes les cultures humaines (1). Elle a longtemps été considérée comme un phénomène marginal relevant de la seule anthropologie religieuse.

Dés le jeune âge, j'ai été trempé dans les pratiques de transe soufie, de part mon immersion involontaire dans les cultes mystiques attachés au sanctuaire de Moulay Idriss 1er ou Al Akbar, fondateur du 1er état musulman du Maroc et son plus illustre saint.

Mon père était Naquib (Doyen) des chorfas Idrissides (descendants d'Idriss Al Akbar, lui-même descendant du prophète Mohamed paix et salut d'Allah sur lui), et responsable du Sanctuaire Idrisside par décision Royale.

Les pratiquants de la transe soufie considéraient mon père comme grand détenteur de la « Baraka », héritage de notre ancêtre le prophète Mohamed paix et salut d'Allah sur lui. Moi-même j'étais considéré et respecté, en qualité d'héritier de la Baraka. Bien entendu, j'assumais pleinement ma responsabilité et assurais mon rôle, tel que le voulait la tradition ancestrale : bénir la transe des autres sans y participer pour autant. Cela faisait de moi un observateur privilégié de cette pratique, alors que ma formation scientifique m'imposait un regard critique sur le phénomène et un besoin de comprendre, d'analyser et d'expliquer.

Les avancées récentes en neurosciences cognitives révèlent que la transe constitue un phénomène neurobiologique légitime, caractérisé par des modifications spécifiques de l'activité cérébrale et par des mécanismes d'induction précis.

Tous les états de transe partagent une architecture neurobiologique commune caractérisée par :

1. la désactivation sélective du cortex préfrontal dorso-latéral (2)
2. la dominance des oscillations thêta avec synchronisation interrégionale (3)
3. l'hyperactivation du système limbique (4)
4. la réorganisation des réseaux attentionnels (5)

L'état de transe est une désactivation massive du cortex préfrontal et une fragmentation des réseaux attentionnels, mais avec persistance de la conscience.

Les techniques traditionnelles d'induction de transe (rythmes auditifs, substances aromatiques, suggestions rituelles, jeûne, isolation) exploitent avec une précision remarquable les propriétés intrinsèques du système nerveux. Mais faute d'explications scientifiques rationnelles, des systèmes de croyances mystiques se sont développés afin de conférer à cette réalité des explications surnaturelles. Cela, malheureusement, a donné lieu à une exploitation pour :

1. Asseoir une domination sociale par une prétendue légitimité divine
2. Commercialiser les pratiques et en tirer des avantages mercantiles substantiels
3. Avoir une influence auprès des autorités politiques

Néanmoins, nous reconnaissons une certaine efficacité thérapeutique à la pratique de la transe (6), mais nous constatons aussi que l'interruption de la pratique mystique traditionnelle peut avoir des conséquences pathologiques (mentales ou organiques) si elle n'est pas accompagnée par une assistance psychologique efficace (7), ce qui n'est pas le cas généralement.

Les conséquences pathologiques de l'interruption sont traditionnellement expliquées comme punition de la rupture du pacte entre le pratiquant et les forces occultes. Par ailleurs, il est admis que le pacte peut être hérité par la descendance du pratiquant, même sans consentement. Tout ceci a pour conséquence la perpétuation du culte de Jedba et son entretien.

L'étude de la transe catalyse l'émergence d'un paradigme post-réductionniste en neurosciences, reconnaissant que la conscience ne peut être entièrement comprise par l'analyse de ses composants isolés, mais nécessite une approche systémique intégrant les niveaux biologique, psychologique, social et culturel.

Cette étude vise à élucider les bases neurobiologiques de la transe en analysant les mécanismes de désactivation du cortex préfrontal, la synchronisation des oscillations cérébrales, l'efficacité des différents inducteurs sensoriels (auditifs, olfactifs, suggestifs), et l'influence culturelle et sociologique (le commun et le distinctif).

Nous adoptons une synthèse interdisciplinaire combinant données de neuro-imagerie fonctionnelle (8), neuropharmacologie (9) et ethnographie des pratiques rituelles (10).

Nous nous intéresserons aussi à l'aspect somatique de la transe (11), ainsi qu'à sa capacité réelle de guérison et/ou d'induction de pathologie (12).

Nous proposerons des études de cas qui auront à répondre aux questions :

- Comment les structures rythmiques spécifiques des pratiques musicales soufies (cas des Gnawa au Maroc) induisent-elles des états de transe par synchronisation des oscillations neuronales ?
- Comment le jeûne et l'isolation soufis (cas de Khouloua) induisent-elles des états de transe par induction contrôlée de neuro-plasticité ?
- Comment l'induction par suggestion agit-elle dans les cas d'exorcisme rituel (Roquia) ?
- Quels sont les mécanismes psychosomatiques, culturels et identitaires qui sous-tendent la régulation thérapeutique de ces rituels ?

La transe se caractérise par une désactivation spécifique du cortex préfrontal dorsolatéral (13), une synchronisation généralisée des ondes thêta (4-8 Hz) (14), et une hyperactivation du système limbique (15). Les inducteurs sensoriels (rythmes musicaux, substances aromatiques, suggestions verbales, couleurs, jeûne, isolement) exploitent des voies neurales spécifiques pour déclencher ces modifications cérébrales (16).

La transe représente une capacité neurobiologique fondamentale de modulation de la conscience, exploitée de manière sophistiquée par les traditions culturelles. Cette compréhension ouvre des perspectives thérapeutiques innovantes et révise notre conception des états de conscience « normaux » et « altérés » (17).

Il est à noter qu'une des hypothèses les plus inattendues de cette étude, suggère que la prédisposition à la transe peut s'hériter génétiquement (cas du volume hippocampique et épaisseur corticale, donc respectivement sensibilité thêta et facilité de dissolution du soi). Ceci pourrait expliquer la transmission intergénérationnelle (même avec interruption), de l'héritage mystique et du besoin de pratique de la transe sans que le sujet ait auparavant été soumis à l'influence de l'environnement.

P.S : Contrairement aux usages académiques, nous tenons à exprimer la motivation principale qui a amené la conduite de ce travail. Il n'est pas question ici de remettre en cause les convictions dogmatiques religieuses individuelles et collectives, qui sont des libertés fondamentalement humaines, néanmoins nous ne pouvons occulter une certaine volonté de démystifier des pratiques, sans généralisation, qui tendent à exploiter pécuniairement le phénomène de transe aux dépens de pratiquants croyants, nonobstant les conséquences négatives possibles sur leurs états de santé mentale et/ou physique. En effet, au lieu de dégénérer avec l'élévation du niveau d'instructions des populations, nous constatons un renforcement de ces croyances mystiques même dans les classes instruites de hauts niveaux. Notre objectif assumé est d'expliquer tout ce qui est matériellement justifié et scientifiquement prouvé dans les processus de transe, afin de garder la pureté originelle des croyances religieuses et convictions métaphysiques hors champs de commercialisation, chacun étant libre de croire en ce qu'il souhaite par son bon vouloir, mais sans influence externe ni exploitation par autrui.

Références Bibliographiques

1. Winkelman, M. (2010). Shamanism : A biopsychosocial paradigm of consciousness and healing. Santa Barbara, CA : Praeger.
2. Dietrich, A. (2003). Functional neuroanatomy of altered states of consciousness : The transient hypofrontality hypothesis. Consciousness and Cognition, 12(2), 231-256.
3. Fingelkurts, A. A., Fingelkurts, A. A., & Kallio, S. (2014). EEG oscillatory states : Universality, uniqueness and specificity across healthy-normal, altered and pathological brain conditions. PLoS One, 4(2), e4485.
4. Newberg, A., Alavi, A., Baime, M., Pourdehnad, M., Santanna, J., & d'Aquili, E. (2001). The measurement of regional cerebral blood flow during the complex cognitive task of meditation : A preliminary SPECT study. Psychiatry Research : Neuroimaging, 106(2), 113-122.
5. Vago, D. R., & Silbersweig, D. A. (2012). Self-awareness, self-regulation, and self-transcendence (S-ART) : A framework for understanding the neurobiological mechanisms of mindfulness. Frontiers in Human Neuroscience, 6, 296.
6. Krippner, S. (2002). Conflicting perspectives on shamans and shamanism : Points and counterpoints. American Psychologist, 57(11), 962-977.
7. Seligman, R. (2005). Distress, dissociation, and embodied experience : Reconsidering the pathways to mediumship and mental health. Ethos, 33(1), 71-99.

8. Riba, J., Romero, S., Grasa, E., Mena, E., Carrió, I., & Barbanoj, M. J. (2006). Increased frontal and paralimbic activation following ayahuasca, the pan-Amazonian inebriant. Psychopharmacology, 186(1), 93-98.
9. Nichols, D. E. (2004). Hallucinogens. Pharmacology & Therapeutics, 101(2), 131-181.
10. Roseman, M. (1991). Healing sounds from the Malaysian rainforest : Temiar music and medicine. Berkeley : University of California Press.
11. Csordas, T. J. (1994). The sacred self : A cultural phenomenology of charismatic healing. Berkeley : University of California Press.
12. Kleinman, A. (1988). The illness narratives : Suffering, healing, and the human condition. New York : Basic Books.
13. Lou, H. C., Kjaer, T. W., Friberg, L., Wildschiødtz, G., Holm, S., & Nowak, M. (1999). A 15O-H2O PET study of meditation and the resting state of normal consciousness. Human Brain Mapping, 12(1), 24-31.
14. Aftanas, L. I., & Golocheikine, S. A. (2001). Human anterior and frontal midline theta and lower alpha reflect emotionally positive state and internalized attention : High-resolution EEG investigation of meditation. Neuroscience Letters, 310(1), 57-60.
15. Azari, N. P., Nickel, J., Wunderlich, G., Niedeggen, M., Hefter, H., Tellmann, L., ... & Seitz, R. J. (2001). Neural correlates of religious experience. European Journal of Neuroscience, 13(8), 1649-1652.
16. Kometer, M., Pokorny, T., Seifritz, E., & Volleinweider, F. X. (2015). Psilocybin-induced spiritual experiences and insightfulness are associated with synchronization of neuronal oscillations. Psychopharmacology, 232(19), 3663-3676.
17. Carhart-Harris, R. L., Muthukumaraswamy, S., Roseman, L., Kaelen, M., Droog, W., Murphy, K., ... & Nutt, D. J. (2016). Neural correlates of the LSD experience revealed by multimodal neuroimaging. Proceedings of the National Academy of Sciences, 113(17), 4853-4858.

II. La Transe comme Objet Neuroscientifique

II.1 Redéfinition neuroscientifique d'un phénomène universel

La transe, définie comme un état de conscience caractérisé par une altération de la perception de soi et de l'environnement, est une focalisation attentionnelle intense et une diminution du contrôle volontaire.

Elle représente l'un des phénomènes les plus universels de l'expérience humaine. Présente dans toutes les cultures sous diverses formes - rituelles, thérapeutiques, artistiques ou récréatives -, elle a longtemps été reléguée au domaine de l'anthropologie religieuse ou de la psychiatrie culturelle, considérée comme un épiphénomène exotique éloigné des préoccupations neuroscientifiques centrales, malgré la reconnaissance d'une certaine capacité de guérison pathologique par pratique rituelle de la transe (1).

Cette marginalisation scientifique résultait en partie d'un biais épistémologique occidental qui associait la transe à l'irrationnel, au pathologique ou au primitif (2). Les états de conscience « normaux » - caractérisés par la vigilance, le contrôle exécutif et la pensée analytique - étaient implicitement valorisés comme les seuls dignes d'investigation scientifique rigoureuse. Cette hiérarchisation des états de conscience reflétait une conception cartésienne de la rationalité qui excluait de facto les phénomènes de conscience modifiée du champ de la recherche légitime (3).

Cependant, les deux dernières décennies ont vu émerger une révolution épistémologique dans les neurosciences de la conscience. L'avènement des techniques d'imagerie cérébrale fonctionnelle (Imagerie par Résonance Magnétique fonctionnelle -IRMf-, Tomographie par Émission de Positons –TEP-), le développement de l'électroencéphalographie haute résolution (4), et les progrès de la neuropharmacologie (5), ont permis d'objectiver les corrélats neurobiologiques des états de conscience modifiés avec une précision inédite. Ces avancées révèlent que la transe, loin d'être un phénomène marginal, constitue une modalité fondamentale de fonctionnement cérébral qui éclaire les mécanismes « normaux » de la conscience et ouvre des perspectives thérapeutiques innovantes (6).

II.2 Enjeux épistémologiques et méthodologiques

L'étude neuroscientifique de la transe soulève des défis méthodologiques spécifiques qui nécessitent une approche multi et interdisciplinaire innovante (7). Contrairement aux fonctions cognitives « classiques » (mémoire, attention, langage) qui peuvent être étudiées dans des conditions expérimentales standardisées, la transe est intrinsèquement liée à son contexte culturel, social et rituel.

L'induction de transe « authentique » en laboratoire nécessite la reproduction de conditions matériellement valides, qui préservent les dimensions symboliques et communautaires de l'expérience (8). Il serait alors indispensable d'amener, le plus discrètement possible, le laboratoire dans un lieu traditionnel du culte de la transe mystique, au lieu de l'inverse. En effet, comme en physique quantique, la mesure ici influence et donc altère l'état mesuré.

Cette exigence méthodologique implique un dépassement du réductionnisme neuroscientifique traditionnel, pour développer une approche que nous qualifions de « neuroscience culturelle de la transe » (9). Cette approche admet que les mécanismes neurobiologiques de la transe ne peuvent être compris indépendamment des matrices culturelles qui les structurent et des pratiques sociales qui les activent.

Par ailleurs, l'étude de la transe interroge les limites conceptuelles de la neuroscience cognitive contemporaine. Les modèles dominants de la conscience, qu'il s'agisse du Global Workspace Theory (GWT) de Baars (10) ou de l'Integrated Information Theory (IIT) de Tononi (11) ou de la théorie prédictive de Friston (12), sont calibrés sur les états de conscience « normale » et peinent à rendre compte des phénomènes de conscience modifiée. La transe, par ses caractéristiques phénoménologiques spécifiques (altération du sens de soi, perceptions atypiques, hyper-connectivité subjective avec l'environnement), constitue un « cas test » crucial pour évaluer et affiner ces modèles théoriques (13).

II.3 Objectifs et structure de l'étude

Cette étude vise à établir un modèle approché de cartographie neuroscientifique des mécanismes de la transe, en intégrant trois niveaux d'analyse interdépendants :

- Niveau neuroanatomique : Identification des réseaux cérébraux spécifiquement modulés lors des états de transe, avec un focus particulier sur la désactivation du cortex préfrontal et l'hyperactivation du système limbique (14).

- Niveau neurophysiologique : Analyse des patterns d'oscillations cérébrales caractéristiques de la transe, mécanismes de synchronisation interrégionale, et phénomènes d'entraînement neural par stimuli externes (15).

- Niveau neuropharmacologique : Examen du rôle des neurotransmetteurs et neuro-modulateurs dans l'induction et le maintien des états de transe, ainsi que l'effet des inducteurs chimiques (substances aromatiques, encens) (16).

Cette analyse multiniveaux sera complétée par une perspective comparative interculturelle examinant les variations et invariants des mécanismes de transe à travers différentes traditions rituelles (soufisme, chamanisme, rituels de possession, pratiques néo-shamaniques contemporaines) (17).

Une attention particulière sera accordée aux cultes de transe dans la culture musulmane, notamment par l'étude des cas de transes induites par la musique Gnawa, l'isolement mystique (Khouloua Soufie) et l'exorcisme (Roquia de possession). Cette focalisation se justifie par une aisance induite par notre connaissance du terrain culturel et par notre immersion dés le jeune âge dans ces cultes, toutes dus à notre appartenance sociale.

Les hypothèses, les résultats approchés et conclusions de cette étude, devront être confirmés par des projets de recherche spécifiques avec des protocoles exhaustifs précis hors laboratoire, et avec les moyens et appareillages de mesure les plus sophistiqués que la technologie moderne met à disposition.

Références bibliographiques

1. Krippner, S. (2002). Conflicting perspectives on shamans and shamanism : Points and counterpoints. American Psychologist, 57(11), 962-977.
2. Young, A. (1995). The harmony of illusions : Inventing post-traumatic stress disorder. Princeton University Press.
3. Damasio, A. (1994). Descartes' error : Emotion, reason, and the human brain. Putnam.
4. Michel, C. M., & Murray, M. M. (2012). Towards the utilization of EEG as a brain imaging tool. NeuroImage, 61(2), 371-385.

5. Nichols, D. E. (2016). Psychedelics. Pharmacological Reviews, 68(2), 264-355.
6. Carhart-Harris, R. L., & Friston, K. J. (2019). REBUS and the anarchic brain : Toward a unified model of the brain action of psychedelics. Pharmacological Reviews, 71(3), 316-344.
7. Tart, C. T. (1975). States of consciousness. E.P. Dutton.
8. Frecska, E., Bokor, P., & Winkelman, M. (2016). The therapeutic potentials of ayahuasca : Possible effects against various diseases of civilization. Frontiers in Pharmacology, 7, 35.
9. Chiao, J. Y., & Ambady, N. (2007). Cultural neuroscience : Parsing universality and diversity across levels of analysis. In S. Kitayama & D. Cohen (Eds.), Handbook of cultural psychology (pp. 237-254). Guilford Press.
10. Baars, B. J. (1988). A cognitive theory of consciousness. Cambridge University Press.
11. Tononi, G. (2008). Integrated information theory. Scholarpedia, 3(3), 4164.
12. Friston, K. (2010). The free-energy principle : A unified brain theory. Nature Reviews Neuroscience, 11(2), 127-138.
13. Vaitl, D., Birbaumer, N., Gruzelier, J., Jamieson, G. A., Kotchoubey, B., Kübler, A., ... & Weiss, T. (2005). Psychobiology of altered states of consciousness. Psychological Bulletin, 131(1), 98-127.
14. Dietrich, A. (2003). Functional neuroanatomy of altered states of consciousness : The transient hypofrontality hypothesis. Consciousness and Cognition, 12(2), 231-256.
15. Ward, L. M. (2003). Synchronous neural oscillations and cognitive processes. Trends in Cognitive Sciences, 7(12), 553-559.
16. Vollenweider, F. X., & Kometer, M. (2010). The neurobiology of psychedelic drugs : Implications for the treatment of mood disorders. Nature Reviews Neuroscience, 11(9), 642-651.
17. Winkelman, M. J. (2010). Shamanism : A biopsychosocial paradigm of consciousness and healing. ABC-CLIO.

III. Bases Neuroanatomiques de la Transe : Le Réseau Cérébral de la Conscience Modifiée

III.1 La désactivation du cortex préfrontal, mécanisme central de la transse

III.1.1 Architecture fonctionnelle du cortex préfrontal

Le cortex préfrontal (CPF), représentant environ 30% du cortex cérébral humain, constitue le substrat neuroanatomique des fonctions exécutives supérieures qui caractérisent la cognition humaine mature (1).

Cette région peut être subdivisée en plusieurs territoires fonctionnellement spécialisés dont la modulation différentielle sous-tend les diverses modalités de transe :

- Cortex préfrontal dorsolatéral CPFDL (Aires 9 et 46 de Brodmann) : Centre névralgique du contrôle exécutif, le CPFDL orchestre les fonctions de planification, de raisonnement logique, de résolution de problèmes complexes et de mémoire de travail (2). Il maintient et manipule l'information en mémoire de travail, inhibe les réponses automatiques inadaptées, et dirige l'attention vers les éléments pertinents de l'environnement. Sa désactivation lors de la transe explique la suspension du jugement critique et la réduction du contrôle volontaire caractéristiques de cet état (3).
- Cortex préfrontal ventromédial CPFVM (Aires 10, 11, 12) : Interface cruciale entre cognition et émotion, le CPFVM intègre les informations émotionnelles dans la prise de décision et régule les réponses affectives (4). Il évalue la valeur subjective des expériences et guide les comportements en fonction des contingences motivationnelles. Sa modulation pendant la transe contribue à l'altération du jugement de valeur et à l'ouverture émotionnelle.
- Cortex cingulaire antérieur CCA (Aires 24, 32) : Région charnière entre système attentionnel et système émotionnel, le CCA surveille les conflits cognitifs, détecte les erreurs et signale la nécessité d'ajustements comportementaux (5). Il joue un rôle crucial dans la conscience de soi et l'attribution de l'agentivité (capacité à agir intentionnellement). Sa désactivation pendant la transe facilite la perte du sens de soi et l'attribution externe des expériences vécues.

III.1.2 Mécanismes de désactivation préfrontale

Les données de neuro-imagerie fonctionnelle révèlent une désactivation massive et spécifique du cortex préfrontal lors des états de transe documentés, avec des réductions d'activité pouvant atteindre 40-60% par rapport à l'état de repos (6). Cette désactivation n'est pas uniforme mais suit des patterns (schémas neurologiques) spécifiques selon le type de transe induite.

L'installation de la transe suit généralement une séquence temporelle prévisible et une désactivation séquentielle (7) :

1. Phase initiale (0-5 minutes) : Réduction de l'activité du CPFDL
2. Phase intermédiaire (5-15 minutes) : Extension de la désactivation au CPFVM
3. Phase profonde (15+ minutes) : Désactivation massive incluant le CCA

Cette progression temporelle correspond phénoménologiquement à l'approfondissement progressif de l'état de transe, soit la diminution du contrôle volontaire, puis l'altération du jugement, et enfin la perte du sens de soi.

La désactivation préfrontale résulte de modifications neurobiochimiques complexes impliquant plusieurs systèmes de neurotransmetteurs (8) :

- Système dopaminergique : Réduction de la libération de dopamine dans le cortex préfrontal, diminuant la motivation pour le contrôle exécutif et facilitant le « lâcher-prise » (9)
- Système noradrénergique : Modulation de l'activité du locus coeruleus, réduisant l'arousal cognitif et l'attention focalisée (10)
- Système GABAergique : Augmentation de l'inhibition GABAergique locale, contribuant à la diminution de l'activité neuronale préfrontale (11)
- Système sérotoninergique : Modulation complexe favorisant l'ouverture expérientielle et la diminution du contrôle cognitif (12)

III.1.3 Conséquences fonctionnelles de la désactivation préfrontale

La réduction de l'activité du CPFDL entraîne une diminution drastique des capacités de raisonnement logique, d'analyse critique et de résolution de problèmes complexes (13). Cette suspension n'est pas pathologique, mais constitue une réallocation des ressources cognitives vers d'autres modalités de traitement de l'information, privilégiant l'intuition, l'émotion et la perception directe.

Contrairement aux pathologies préfrontales qui produisent une désinhibition chaotique, la désactivation préfrontale dans la transe génère une désinhibition « contrôlée » et culturellement codifiée (14). Les comportements émergents (mouvements rythmiques, vocalisations, expressions émotionnelles) suivent des patterns culturellement déterminés, qui suggèrent l'activation de programmes moteurs et expressifs normalement inhibés.

Le cortex préfrontal joue un rôle crucial dans la conscience du temps et la planification temporelle (15). Sa désactivation explique la distorsion du temps vécue pendant la transe, où minutes et heures peuvent sembler se confondre, et où l'expérience du présent devient hyper-prégnante.

III.2 Hyperactivation du système limbique et intensification émotionnelle

III.2.1 Composantes modulées du système limbique

Parallèlement à la désactivation préfrontale, la transe se caractérise par une hyperactivation sélective de structures limbiques spécifiques, créant un déséquilibre fonctionnel qui favorise l'émergence d'expériences émotionnellement intenses et atypiques (16).

L'amygdale, centre de traitement des émotions et de détection des signaux de saillance, montre une activation marquée pendant la transe (+50 à +150% selon les études) (17). Cette hyperactivation contribue à l'intensité émotionnelle caractéristique de cet état et à la signification profonde attribuée aux expériences vécues. Elle facilite également la formation de souvenirs émotionnellement marquants qui persistent après l'épisode de transe.

L'hippocampe, structure clé de la formation des souvenirs et de la navigation spatiale, présente une activation complexe durant la transe (18). Sa partie antérieure (plus liée à l'émotion) s'hyperactive, tandis que sa partie postérieure (plus liée à la mémoire factuelle) peut se désactiver. Cette dissociation contribue aux expériences de déjà-vu, de voyages intérieurs et de connexions mnésiques atypiques rapportées en transe.

Le cortex cingulaire postérieur, composante du réseau du mode par défaut impliquée dans la conscience de soi et l'introspection, montre des patterns d'activation variables selon le type de transe (19). Dans les transes « extatiques » (Khouloua Soufie, pratiques chamaniques), il tend à se désactiver, contribuant à la dissolution du sens de soi. Dans les transes « possessives », il peut s'hyper-activer, facilitant l'émergence d'identités alternatives (le Jinn pour la Roquia de possession, le Mlouk pour Gnawa).

III.2.2 Connectivité limbico-corticale altérée

L'un des mécanismes neurophysiologiques les plus caractéristiques de la transe est la réduction drastique de la connectivité fonctionnelle entre les structures limbiques hyper-activées et le cortex préfrontal désactivé (20). Cette disconnexion explique:

-L'incapacité à moduler rationnellement les expériences émotionnelles intenses

-La tendance à accepter sans esprit critique les perceptions et cognitions atypiques

-La facilitation de comportements impulsifs émotionnellement motivés

Le système limbique, compensant le découplage avec le cortex, développe une hyper-connectivité interne, créant des boucles de rétroaction qui amplifient et maintiennent les états émotionnels intenses (21). Cette hyper-connectivité facilite :

-L'émergence de synesthésies (perception croisée entre modalités sensorielles)

-Les expériences de « révélation » ou d'aperçu soudain

-La formation de nouvelles associations mnésiques durables

III.3 Modulation du réseau attentionnel

III.3.1 Réseaux attentionnels et transse

Le système attentionnel humain, organisé en trois réseaux principaux selon le modèle de Posner -alerte, orientation, contrôle exécutif- (22), subit pendant la transe des modifications profondes qui redistribuent radicalement les ressources cognitives :

-Le réseau d'alerte (vigilance), normalement maintenu par le système noradrénergique du locus coeruleus, présente une modulation biphasique pendant la transe (23) :

*Phase initiale : Hyper-vigilance paradoxale avec hypersensibilité aux stimuli sensoriels

*Phase installée : Réduction de la vigilance générale avec focalisation sélective

-Le Réseau d'orientation spatiale, centré sur le cortex pariétal supérieur et les champs oculomoteurs frontaux, subit une réorganisation majeure (24). L'orientation vers l'espace externe diminue tandis que l'orientation vers les processus internes (sensations corporelles, imagerie mentale, flux de pensées) s'intensifie.

-Le réseau de contrôle exécutif, étroitement lié au cortex préfrontal, est massivement perturbé par la désactivation préfrontale (25). Cette perturbation n'est cependant pas chaotique mais suit des patterns spécifiques qui permettent l'émergence de modalités attentionnelles alternatives.

III.3.2 Attention focalisée versus conscience panoramique

La transe présente un paradoxe attentionnel apparent. Simultanément hyper-concentration sur certains aspects de l'expérience (rythme musical, sensations corporelles, imagerie interne) et ouverture panoramique à des dimensions habituellement filtrées de la réalité (significations symboliques, connexions subtiles, présences invisibles) (26).

Ce paradoxe se résout par la compréhension que la transe active des modalités attentionnelles différentes de l'attention exécutive normale (27) :

-Attention absorbante : Concentration sans effort sur un focus unique (rythme, suggestion, sensation)

-Conscience témoin : conscience panoramique non-sélective qui enregistre sans juger

-Attention flottante : Réceptivité ouverte aux émergences spontanées de contenu mental.

Références bibliographiques

1. Fuster, J. M. (2008). The prefrontal cortex. Academic Press.
2. Baddeley, A. (2012). Working memory : Theories, models, and controversies. Annual Review of Psychology, 63, 1-29.
3. Dietrich, A. (2003). Functional neuroanatomy of altered states of consciousness : The transient hypofrontality hypothesis. Consciousness and Cognition, 12(2), 231-256.
4. Bechara, A., Damasio, H., & Damasio, A. R. (2000). Emotion, decision making and the orbitofrontal cortex. Cerebral Cortex, 10(3), 295-307.

5. Bush, G., Luu, P., & Posner, M. I. (2000). Cognitive and emotional influences in anterior cingulate cortex. Trends in Cognitive Sciences, 4(6), 215-222.
6. Lou, H. C., Kjaer, T. W., Friberg, L., Wildschiødtz, G., Holm, S., & Nowak, M. (1999). A 15O-H2O PET study of meditation and the resting state of normal consciousness. Human Brain Mapping, 7(2), 98-105.
7. Vaitl, D., Birbaumer, N., Gruzelier, J., Jamieson, G. A., Kotchoubey, B., Kübler, A., ... & Weiss, T. (2005). Psychobiology of altered states of consciousness. Psychological Bulletin, 131(1), 98-127.
8. Vollenweider, F. X., & Kometer, M. (2010). The neurobiology of psychedelic drugs : Implications for the treatment of mood disorders. Nature Reviews Neuroscience, 11(9), 642-651.
9. Wise, R. A. (2004). Dopamine, learning and motivation. Nature Reviews Neuroscience, 5(6), 483-494.
10. Aston-Jones, G., & Cohen, J. D. (2005). An integrative theory of locus coeruleus-norepinephrine function : Adaptive gain and optimal performance. Annual Review of Neuroscience, 28, 403-450.
11. Klimesch, W., Sauseng, P., & Hanslmayr, S. (2007). EEG alpha oscillations : The inhibition-timing hypothesis. Brain Research Reviews, 53(1), 63-88.
12. Carhart-Harris, R. L., & Nutt, D. J. (2017). Serotonin and brain function : A tale of two receptors. Journal of Psychopharmacology, 31(9), 1091-1120.
13. Christoff, K., Cosmelli, D., Legrand, D., & Thompson, E. (2011). Specifying the self for cognitive neuroscience. Trends in Cognitive Sciences, 15(3), 104-112.
14. Turner, J. H., & Stets, J. E. (2005). The sociology of emotions. Cambridge University Press.
15. Lewis, P. A., & Miall, R. C. (2003). Brain activation patterns during measurement of sub-and supra-second intervals. Neuropsychologia, 41(12), 1583-1592.
16. Phan, K. L., Wager, T., Taylor, S. F., & Liberzon, I. (2002). Functional neuroanatomy of emotion : A meta-analysis of emotion activation studies in PET and fMRI. NeuroImage, 16(2), 331-348.

17. LeDoux, J. E. (2000). Emotion circuits in the brain. Annual Review of Neuroscience, 23(1), 155-184.
18. Squire, L. R., Stark, C. E., & Clark, R. E. (2004). The medial temporal lobe. Annual Review of Neuroscience, 27, 279-306.
19. Buckner, R. L., Andrews-Hanna, J. R., & Schacter, D. L. (2008). The brain's default network : Anatomy, function, and relevance to disease. Annals of the New York Academy of Sciences, 1124(1), 1-38.
20. Banks, S. J., Eddy, K. T., Angstadt, M., Nathan, P. J., & Phan, K. L. (2007). Amygdala–frontal connectivity during emotion regulation. Social Cognitive and Affective Neuroscience, 2(4), 303-312.
21. Pessoa, L. (2008). On the relationship between emotion and cognition. Nature Reviews Neuroscience, 9(2), 148-158.
22. Posner, M. I., & Petersen, S. E. (1990). The attention system of the human brain. Annual Review of Neuroscience, 13(1), 25-42.
23. Corbetta, M., & Shulman, G. L. (2002). Control of goal-directed and stimulus-driven attention in the brain. Nature Reviews Neuroscience, 3(3), 201-215.
24. Kastner, S., & Ungerleider, L. G. (2000). Mechanisms of visual attention in the human cortex. Annual Review of Neuroscience, 23(1), 315-341.
25. Miller, E. K., & Cohen, J. D. (2001). An integrative theory of prefrontal cortex function. Annual Review of Neuroscience, 24(1), 167-202.
26. Lutz, A., Slagter, H. A., Dunne, J. D., & Davidson, R. J. (2008). Attention regulation and monitoring in meditation. Trends in Cognitive Sciences, 12(4), 163-169.
27. Austin, J. H. (1998). Zen and the brain : Toward an understanding of meditation and consciousness. MIT Press.

IV. Neurophysiologie des Oscillations Cérébrales en Transe

IV.1 Architecture des rythmes cérébraux et états de conscience

IV.1.1 Fondements neurophysiologiques des oscillations

Les oscillations cérébrales, générées par l'activité synchrone de populations neuronales, constituent le substrat temporel fondamental de tous les états de conscience (1, 2).

Ces rythmes, classiquement catégorisés par leurs fréquences (delta 1-4 Hz, thêta 4-8 Hz, alpha 8-12 Hz, bêta 13-30 Hz, gamma 30-100 Hz), ne sont pas de simples épiphénomènes de l'activité neuronale, mais des mécanismes actifs de coordination et de communication entre régions cérébrales distantes (3).

La plupart des oscillations cérébrales émergent de l'interaction dynamique entre le thalamus (relais sensoriel central) et le cortex (4). Le thalamus, organisé en noyaux spécialisés connectés à des aires corticales spécifiques, génère des patterns rythmiques qui sont amplifiés et modifiés par les circuits corticaux locaux. Cette architecture thalamocorticale explique pourquoi les états de conscience modifiés, qui impliquent des modifications thalamiques, s'accompagnent systématiquement de changements dans les patterns oscillatoires (5).

Les oscillations permettent la coordination temporelle de l'activité neuronale à travers des échelles spatiales multiples. Les neurones dont les décharges sont synchronisées dans une même fenêtre temporelle peuvent communiquer efficacement, créant des « assemblées neuronales » fonctionnelles temporaires (6).

La transe, en modifiant les patterns oscillatoires, réorganise donc fondamentalement les réseaux de communication cérébrale.

IV.1.2 Signatures oscillatoires des états de conscience

Les états de veille normale sont caractérisés par :

*une dominance des rythmes bêta (13-30Hz) dans les régions préfrontales et pariétales, reflétant l'activité cognitive soutenue,

*des rythmes alpha (8-12 Hz) dans les régions occipitales lors de la relaxation visuelle (7).

Cette signature oscillatoire traduit un équilibre entre traitement actif de l'information et maintien de l'éveil.

Les états de sommeil sont caractérisés par une domination progressive des rythmes lents -alpha puis thêta en somnolence, delta en sommeil profond- (8). Quant au sommeil paradoxal, il présente un pattern mixte avec résurgence de rythmes rapides bêta-gamma superposés à une toile de fond thêta, créant un état de « conscience endogène » propice aux rêves.

Les états méditatifs sont caractérisés par une augmentation de la puissance alpha et thêta, particulièrement dans les régions médianes - cortex cingulaire, précuneus- (9). Le méditant expert montre également une augmentation de la synchronisation gamma interrégionale lors d'états contemplatifs profonds (10).

IV.2 Mécanismes et fonctions de la dominance thêta en transse

IV.2.1 Caractéristiques neurophysiologiques des ondes thêta

Les ondes thêta (4-8 Hz), rarement dominantes dans la conscience vigile normale, deviennent prépondérantes lors des états de transe, constituant la signature neurophysiologique la plus constante de ces états modifiés de conscience (11).

Générateurs anatomiques du rythme thêta :

- Formation hippocampique : Principal générateur de thêta dans le cerveau de mammifère, l'hippocampe produit un rythme thêta régulier lors d'états spécifiques - exploration, émotions intenses- (12)
- Cortex cingulaire antérieur : Génère un thêta frontal médian particulièrement prononcé lors de la méditation et de la transe (13)
- Cortex préfrontal médian : Développe une activité thêta lors de l'introspection et des états contemplatifs
- Structures septales : Régulent la génération thêta hippocampique via les projections cholinergiques (14)

Le rythme thêta facilite plusieurs processus cognitifs cruciaux pour les états de transe :

- Formation de nouvelles associations : La fenêtre temporelle thêta (125-250ms) permet l'intégration d'informations normalement traitées séparément (15)

- Accès aux souvenirs épisodiques : Le thêta facilite la récupération de souvenirs autobiographiques, expliquant les réminiscences fréquentes en transe (16)
- Créativité et insight : Les moments d'illumination créative s'accompagnent typiquement de bouffées thêta dans les régions temporales (17)
- Régulation émotionnelle : Le thêta hippocampique module l'activité amygdalienne, facilitant le traitement des émotions intenses (18)

IV.2.2 Installation et maintien de la dominance thêta

L'entrée en transe s'accompagne d'une transition progressive de la dominance alpha (état de relaxation) vers la dominance thêta (19). Cette transition peut être décomposée en étapes neurophysiologiques précises :

1. Ralentissement alpha : Les rythmes alpha habituels (10-12 Hz) ralentissent vers 8-9 Hz
2. Émergence thêta : Apparition de bouffées thêta (6-7 Hz) de plus en plus fréquentes
3. Dominance thêta : Le rythme thêta devient prépondérant (>60% du spectre de puissance)
4. Synchronisation globale : Le thêta se propage à travers le cerveau, créant une cohérence généralisée

Une fois installée, la dominance thêta se maintient par des mécanismes de rétroaction positive :

- Synchronisation thalamocorticale : Le thalamus et le cortex s'entraînent mutuellement dans le rythme thêta
- Modulation cholinergique : L'acétylcholine septal-hippocampique maintient et régularise le rythme thêta (14)
- Découplage préfrontal : La désactivation préfrontale réduit les influences « top-down » qui pourraient perturber le thêta (20)
- Amplification limbique : L'hyperactivation limbique renforce et propage le signal thêta

IV.2.3 Corrélats comportementaux et expérientiels du thêta

La dominance thêta s'accompagne de modifications perceptuelles caractéristiques (21) :

- Ralentissement du temps subjectif : La fréquence thêta (4-8 Hz) correspond à un « échantillonnage » temporel plus lent de l'expérience
- Hypersensibilité sensorielle : Les stimuli faibles deviennent perceptibles et signifiants
- Synesthésies : Augmentation des connexions croisées entre modalités sensorielles (22)
- Imagerie mentale vivace : Le thêta facilite la génération d'imagerie interne riche et détaillée

Les modifications cognitives sont alors :

- Pensée associative : Émergence de connexions idéationnelles non-logiques mais créatives
- Accès à l'inconscient : Remontée de contenus mentaux normalement non-conscients
- Intuition renforcée : Capacité de « connaissance directe » sans raisonnement explicite
- Réceptivité suggestive : Augmentation de la sensibilité aux influences externes (suggestions, atmosphère rituelle) (23)

IV.3 Phénomènes de synchronisation et cohérence globale

IV.3.1 Synchronisation interrégionale

L'un des aspects les plus remarquables de la neurophysiologie de la transe est l'émergence de patterns de synchronisation interrégionale, qui dépassent largement ce qui est observé dans les états de conscience normaux (24).

Alors que dans l'état de veille normal, la cohérence thêta reste généralement limitée aux circuits hippocampo-septaux et cingulaires, la transe s'accompagne d'une propagation massive de la cohérence thêta à travers l'ensemble du cortex. Cette synchronisation globale peut atteindre des valeurs de cohérence de 0.8-0.9 entre régions distantes (normal < 0.3), créant un état de « cerveau unifié » temporairement (25).

La synchronisation thêta facilite l'émergence de connexions fonctionnelles atypiques entre régions normalement peu connectées :

- Liaisons fronto-temporales : Connexion directe entre cortex préfrontal médian et structures temporales médianes

- Couplage sensori-limbique : Connexion renforcée entre aires sensorielles et système limbique
- Intégration hémisphérique : Augmentation massive de la cohérence inter-hémisphérique (26)
- Le thalamus impose son rythme thêta à ses projections corticales
- Les oscillations de différentes régions se synchronisent en phase (3)
- La répétition renforce les connexions synchrones - plasticité hebbienne- (6)

IV.3.2 Désynchronisation sélective

Paradoxalement, la transe combine synchronisation globale et désynchronisation sélective de certains réseaux, créant une réorganisation complexe de l'architecture fonctionnelle cérébrale.

Le réseau du mode par défaut (DMN), actif lors de l'introspection et de la rumination mentale, présente une désynchronisation marquée pendant la transe (27). Cette désynchronisation corrèle avec la diminution du dialogue mental interne et de l'auto-référentialité.

Les réseaux attentionnels classiques (attention exécutive, réseau de saillance) se découplent de leurs patterns habituels, permettant l'émergence de modalités attentionnelles alternatives -attention panoramique, focalisation sans efforts- (28).

Références bibliographiques

1. Buzsáki, G. (2006). Rhythms of the brain. Oxford University Press.
2. Engel, A. K., Fries, P., & Singer, W. (2001). Dynamic predictions : oscillations and synchrony in top-down processing. Nature Reviews Neuroscience, 2(10), 704-716.
3. Varela, F., Lachaux, J. P., Rodriguez, E., & Martinerie, J. (2001). The brainweb : phase synchronization and large-scale integration. Nature Reviews Neuroscience, 2(4), 229-239.
4. Steriade, M., Jones, E. G., & McCormick, D. A. (1997). Thalamus. Elsevier.
5. Alkire, M. T., Hudetz, A. G., & Tononi, G. (2008). Consciousness and anesthesia. Science, 322(5903), 876-880.

6. Singer, W. (1999). Neuronal synchrony : a versatile code for the definition of relations Neuron, 24(1), 49-65.
7. Klimesch, W. (1999). EEG alpha and theta oscillations reflect cognitive and memory performance : a review and analysis. Brain Research Reviews, 29(2-3), 169-195.
8. Rechtschaffen, A., & Kales, A. (1968). A manual of standardized terminology, techniques and scoring system for sleep stages of human subjects. US Government Printing Office.
9. Cahn, B. R., & Polich, J. (2006). Meditation states and traits : EEG, ERP, and neuroimaging studies. Psychological Bulletin, 132(2), 180-211.
10. Lutz, A., Greischar, L. L., Rawlings, N. B., Ricard, M., & Davidson, R. J. (2004). Long-term meditators self-induce high-amplitude gamma synchrony during mental practice. Proceedings of the National Academy of Sciences, 101(46), 16369-16373.
11. Schacter, D. L. (1977). EEG theta waves and psychological phenomena : a review and analysis. Biological Psychology, 5(1), 47-82.
12. Vanderwolf, C. H. (1969). Hippocampal electrical activity and voluntary movement in the rat. Electroencephalography and Clinical Neurophysiology, 26(4), 407-418.
13. Asada, H., Fukuda, Y., Tsunoda, S., Yamaguchi, M., & Tonoike, M. (1999). Frontal midline theta rhythms reflect alternative activation of prefrontal cortex and anterior cingulate cortex in humans. Neuroscience Letters, 274(1), 29-32.
14. Buzsáki, G. (2002). Theta oscillations in the hippocampus. Neuron, 33(3), 325-340.
15. Hasselmo, M. E., & Stern, C. E. (2014). Theta rhythm and the encoding and retrieval of space and time. NeuroImage, 85, 656-666.
16. Addante, R. J., Watrous, A. J., Yonelinas, A. P., Ekstrom, A. D., & Ranganath, C. (2011). Prestimulus theta activity predicts correct source memory retrieval. Proceedings of the National Academy of Sciences, 108(26), 10702-10707.

17. Jung-Beeman, M., Bowden, E. M., Haberman, J., et al. (2004). Neural activity when people solve verbal problems with insight. PLoS Biology, 2(4), e97.
18. Seidenbecher, T., Laxmi, T. R., Stork, O., & Pape, H. C. (2003). Amygdalar and hippocampal theta rhythm synchronization during fear memory retrieval. Science, 301(5634), 846-850.
19. Green, E., Green, A., & Walters, E. (1970). Voluntary control of internal states : psychological and physiological. Journal of Transpersonal Psychology, 2(1), 1-26.
20. Dietrich, A. (2003). Functional neuroanatomy of altered states of consciousness : the transient hypofrontality hypothesis. Consciousness and Cognition, 12(2), 231-266.
21. Tart, C. T. (1975). *States of consciousness*. E. P. Dutton.
22. Ramachandran, V. S., & Hubbard, E. M. (2001). Synaesthesia--a window into perception, thought and language. Journal of Consciousness Studies, 8(12), 3-34.
23. Hilgard, E. R. (1965). Hypnotic susceptibility. Harcourt, Brace & World.
24. Vaitl, D., Birbaumer, N., Gruzelier, J., et al. (2005). Psychobiology of altered states of consciousness. Psychological Bulletin, 131(1), 98-127.
25. John, E. R. (2002). The neurophysics of consciousness. Brain Research Reviews, 39(1), 1-28.
26. Gazzaniga, M. S. (2000). Cerebral specialization and interhemispheric communication : does the corpus callosum enable the human condition ? Brain, 123(7), 1293-1326.
27. Brewer, J. A., Worhunsky, P. D., Gray, J. R., Tang, Y. Y., Weber, J., & Kober, H. (2011). Meditation experience is associated with differences in default mode network activity and connectivity. Proceedings of the National Academy of Sciences, 108(50), 20254-20259.
28. Corbetta, M., & Shulman, G. L. (2002). Control of goal-directed and stimulus-driven attention in the brain. Nature Reviews Neuroscience, 3(3), 201-215.

V. Inducteurs de Transe : Mécanismes Sensoriels et Neurochimiques

A la différence du sommeil, la transe n'est pas un état naturel de l'activité cérébrale, mais un état provoqué par des inducteurs.

Dans ce chapitre, nous allons présenter certains inducteurs de transe et étudier leurs modes d'action. Nous nous intéresserons spécialement aux inducteurs clés :

- L'entrainement neural rythmique : utilisé par les confréries soufies populaires musicales Marocaines.
- L'entrainement neural par le jeûne et l'isolation : utilisé par les confréries soufies de contemplation mystique (Khouloua).
- L'entrainement récital : utilisé par les salafistes pour l'exorcisme de possession (Roquia).

Nous signalerons, succinctement, les inducteurs olfactifs et suggestifs comme compléments de renforcement.

V.1 Induction par stimuli auditifs : L'entraînement neural rythmique

V.1.1 Bases neurophysiologiques de l'entraînement auditif

L'induction de transe par stimuli auditifs rythmiques représente l'une des méthodes les plus efficaces universellement (1,2). Elle exploite les propriétés intrinsèques du système auditif et ses connexions privilégiées avec les centres de régulation de la conscience (3).

Le système auditif présente plusieurs caractéristiques anatomiques et physiologiques qui en font une voie d'accès privilégiée pour l'induction de transe (4,5) :

- Connexions subcorticales directes : Contrairement à la vision qui transite obligatoirement par le cortex, l'audition possède des voies subcorticales directes vers le thalamus, l'hypothalamus et le système limbique(6)
- Traitement temporel précis : Les neurones auditifs peuvent suivre avec précision les patterns temporels jusqu'à plusieurs centaines de Hz, permettant un entraînement neural efficace (7)

- Intégration bilatérale précoce : Dès le complexe olivaire supérieur, l'information auditive est intégrée entre les deux hémisphères, facilitant la synchronisation inter-hémisphérique (8)
- Plasticité synaptique élevée : Les synapses auditives présentent une capacité de modification rapide permettant l'adaptation aux patterns rythmiques répétés (9)

V.1.2 Mécanismes d'entraînement neural rythmique

L'entraînement neural rythmique (neural driving) désigne la capacité d'un stimulus auditif périodique à synchroniser l'activité oscillatoire cérébrale sur sa propre fréquence (10,11). Ce phénomène repose sur plusieurs mécanismes complémentaires :

-La résonance thalamocorticale : Le thalamus auditif (corps genouillé médian) agit comme un « pacemaker » qui impose le rythme du stimulus à ses projections corticales (12). Les boucles de rétroaction thalamocorticales amplifient et maintiennent cette synchronisation, créant un état de résonance stable (13).

-Les rythmes utilisés dans les rituels de transe (typiquement 3-7 battements par seconde) correspondent précisément à la bande de fréquence thêta cérébrale (4-8 Hz) (14,15).

V.2 Induction olfactive : neurochimie des substances aromatiques

V.2.1 Spécificités neuroanatomiques du système olfactif

Le système olfactif présente des caractéristiques anatomiques uniques qui en font une voie d'accès directe et puissante aux centres émotionnels et mnésiques du cerveau (16,17).

Contrairement aux autres modalités sensorielles, l'olfaction bypasse le thalamus et projette directement vers l'amygdale, l'hippocampe, le cortex piriforme et l'hypothalamus (18,19).

V.2.2 Substances psychoactives par voie olfactive

Frankincense (Jawi) :

- Composant actif : Acide boswellique et incensole acétate (20,59)

- Mécanisme : Modulation des récepteurs GABA-A et activation des canaux ioniques potassium, ainsi que l'activation des canaux TRPV3 dans le cerveau (21,59)

Myrrhe (Al Morr) :

- Composant actif : Furanoséquiterprènes et triterpènes (22)
- Mécanisme : Inhibition de la recapture de la sérotonine et propriétés anesthésiantes locales (23)

V.3 Induction par suggestion et conditionnement rituel

L'efficacité de l'induction de transe par suggestion repose sur l'activation de réseaux neuraux spécifiques impliqués dans le contrôle attentionnel (24,25).

Le cortex cingulaire antérieur (CCA) joue un rôle crucial dans l'acceptation ou le rejet des suggestions (26). Le cortex préfrontal ventromédian (CPFVM) module la réceptivité aux suggestions (27).

V.4. Induction de transe par privation nutritionnelle

V.4.1 Bases neuro-métaboliques du jeûne et modification de la conscience

V.4.1.1 Cascade neurobiochimique du jeûne

Le jeûne, pratique millénaire dans les traditions spirituelles et rituelles mondiales, déclenche une série de modifications neuro-métaboliques qui facilitent l'émergence d'états de conscience altérés (28,29). Cette cascade adaptative (évolutivement conservée pour optimiser la survie en période de restriction alimentaire) produit des effets neurophysiologiques qui convergent remarquablement avec ceux observés lors d'autres méthodes d'induction de transe.

*Transition métabolique cétogénique :

Après 12-16 heures de jeûne, le cerveau initie une transition métabolique fondamentale, passant du glucose aux corps cétoniques comme source énergétique primaire (30,31). Cette transition s'accompagne de modifications neurochimiques profondes:

- Production de β-hydroxybutyrate : Principal corps cétonique franchissant la barrière hémato-encéphalique, le β-hydroxybutyrate atteint des concentrations de 2-7 mM après 24-72h de jeûne (33,34)

- Modulation GABAergique : Le β-hydroxybutyrate agit comme agoniste partiel des récepteurs GABA-A, induisant une relaxation neuronale généralisée (36,47)
- Neuro-protection accrue : Augmentation de 40-60% de la production de BDNF (facteur neurotrophique dérivé du cerveau) (35, 42, 43)
- Stress oxydatif réduit : Diminution de 25-35% des radicaux libres par optimisation mitochondriale (37)

*Modulation neuroendocrinienne :

Le jeûne déclenche une réorganisation hormonale complexe qui influence directement les neurotransmetteurs impliqués dans la régulation de la conscience (38, 39, 40) :

Axe hypothalamo-hypophysaire :

- Hormone de croissance (GH) : Augmentation de 300-500% stimulant la neurogenèse hippocampique (38,42)
- Cortisol : Élévation biphasique (stress initial puis adaptation) modulant l'activité préfrontale (41)
- ACTH : Activation transitoire facilitant l'éveil et la vigilance paradoxale (40)

*Système opioïdergique endogène :

- β-endorphines : Augmentation de 200-300% après 48h de jeûne, induisant euphorie et analgésie naturelle (53,54)
- Enképhalines : Élévation soutenue contribuant à l'apaisement et à la réduction de l'anxiété (53)
- Dynorphines : Modulation complexe influençant la perception temporelle et spatiale (55)

V.4.1.2 Neuro-plasticité induite par le jeûne

*Stimulation de la neurogenèse :

Le jeûne active puissamment les mécanismes de neuro-plasticité, particulièrement dans l'hippocampe, structure clé des états de conscience modifiés (42, 43, 44) :

- Facteur BDNF : Augmentation de 50-200% selon la durée du jeûne (35,42)
- Protéine CREB : Hyper-phosphorylation facilitant l'expression génique neuro-plastique (43)
- Sirtuines (SIRT1) : Activation des voies de longévité cellulaire et protection neuronale (64,65)

- mTOR : Inhibition paradoxale stimulant l'autophagie neuronale et le renouvellement synaptique (61,62)

*Modifications synaptiques :

- Potentiation à long terme (LTP) : Facilitation de l'induction dans l'hippocampe (+60-80%) (43)
- Plasticité GABAergique : Remodelage des interneurones inhibiteurs (36)
- Spine synaptique : Augmentation de la densité dendritique (+25-40%) (44)

V.4.2 Mécanismes neurophysiologiques spécifiques au jeûne

V.4.2.1 Oscillations cérébrales et métabolisme cétogénique

L'état de cétose induite par le jeûne modifie profondément le paysage oscillatoire cérébral, favorisant l'émergence de patterns caractéristiques des états de transe (32, 45, 46) :

*Dominance thêta renforcée :

- Mécanisme biochimique : Le β-hydroxybutyrate potentialise les courants potassiques lents, favorisant la génération thêta hippocampique (47,48)
- Amplitude accrue : Augmentation de 150-250% de la puissance thêta par rapport à l'état nourri (32)
- Propagation corticale : Extension de la dominance thêta des structures limbiques vers le néocortex (45)
- Synchronisation interrégionale : Cohérence thêta globale atteignant des valeurs de 0.75-0.90 (46)

*Modulation des rythmes rapides :

- Suppression bêta : Réduction de 40-60% des rythmes bêta préfrontaux (surveillance cognitive) (47)
- Bouffées gamma intermittentes : Préservation d'épisodes gamma phasiques maintenant la lucidité (48)
- Asymétrie alpha : Déplacement vers l'hémisphère droit favorisant le traitement holiste (32)

V.4.2.2 Connectivité fonctionnelle et réseaux cérébraux

Le jeûne induit des modifications spécifiques de la connectivité du DMN qui facilitent l'expérience de « dissolution du moi » caractéristique de la transe mystique (49, 50, 51) :

- Désactivation du précuneus : Réduction de 45-70% de l'activité métabolique (50, 51)

- Découplage médian préfrontal-cingulaire postérieur : Rupture des boucles d'auto-référentialité (49, 51)
- Hyper-connectivité parahippocampique : Facilitation de l'accès mnésique et de l'imagerie mentale (50)

Le jeûne induit des modifications du réseau de saillance :

- Insula antérieure : Désactivation progressive (-30 à -50%) réduisant la conscience intéroceptive (52)
- Cortex cingulaire antérieur dorsal : Hypoactivation diminuant la détection de conflits cognitifs (52)
- Réorientation attentionnelle : Basculement vers les processus internes et contemplatifs (51, 52)

V.4.3 Chronobiologie du jeûne et cycles de transe

V.4.3.1 Phases temporelles de la restriction alimentaire

*Phase I : Adaptation métabolique (0-24h)

Durant cette phase initiale, le système nerveux mobilise ses réserves glycogéniques tout en initiant la transition vers la cétogenèse (30,39) :

Modifications neurophysiologiques :

- Hyper-vigilance compensatoire : Activation du système sympathique et de l'axe corticotrope (40,41)
- Instabilité oscillatoire : Alternance entre patterns alpha et bêta sans dominance stable (32)
- Résistance à la transe : Maintien des mécanismes de contrôle exécutif préfrontal (52)
- Hyperactivité du réseau de saillance : Focalisation sur les signaux de faim et les stimuli alimentaires (52)

Corrélats phénoménologiques :

- Irritabilité et difficultés de concentration
- Hyperacuité sensorielle (particulièrement olfactive)
- Pensées obsessionnelles liées à la nourriture
- Résistance aux techniques d'induction contemplative

*Phase II : Cétose naissante (24-72h)

Cette phase critique voit l'installation de la cétose et l'émergence des premiers signes de modification de la conscience (31, 33, 34) :

Modifications neurophysiologiques :

- Émergence thêta : Apparition de bouffées thêta (6-8 Hz) dans les régions temporales médianes (32,45)
- Stabilisation énergétique cérébrale : Le cerveau s'adapte progressivement au métabolisme cétogénique (33,34)

- Modulation opioïdergique : Première vague d'endorphines endogènes (pic à 36-48h) (53,54)
- Désactivation préfrontale débutante : Réduction de 15-25% du métabolisme dorsolatéral (50)

Corrélats phénoménologiques :

- Alternance d'euphorie légère et de fatigue
- Première diminution de l'appétit (paradoxe du jeûne)
- Clarté mentale intermittente
- Réceptivité accrue aux pratiques méditatives
- Émergence de rêves lucides et d'imagerie hypnagogique

*Phase III : Cétose établie (72h-7 jours)

Phase optimale pour l'induction de transe, caractérisée par une stabilisation métabolique et l'émergence d'états de conscience nettement altérés (33, 35, 45) :

Modifications neurophysiologiques :

- Dominance thêta stable : Thêta devient le rythme prédominant (>60% du spectre) (32, 45, 46)
- Synchronisation globale : Cohérence interrégionale maximale (0.80-0.95) (46)
- Hyperactivation limbique : Amygdale et hippocampe montrent une activité accrue de 100-180% (42,44)
- Désinhibition contrôlée : Réduction massive de l'activité préfrontale (-40 à -70%) (50,51)

Corrélats phénoménologiques :

- États spontanés de transe contemplative
- Visions et expériences visionnaires
- Sentiment d'union mystique et de transcendance
- Diminution marquée de l'ego et des préoccupations personnelles
- Hyperempathie et sentiment de connexion universelle
- Aperçus spirituels et révélations personnelles

*Phase IV : Adaptation prolongée (>7 jours)

Au-delà d'une semaine, le système nerveux développe des adaptations spécifiques qui modulent l'intensité des expériences de transe (37, 64, 65) :

Modifications neurophysiologiques :

- Stabilisation homéostatique : Le cerveau s'habitue au métabolisme cétogénique (33,37)

- Modulation de la sensibilité réceptorielle : Down-régulation de certains récepteurs (GABA, opioïdes) (36,53)
- Neuro-genèse soutenue : Multiplication cellulaire hippocampique (+200-300%) (42,43)
- Réorganisation synaptique : Remodelage structurel des circuits neuronaux (61, 62, 63)

Corrélats phénoménologiques :

- Stabilisation de l'état contemplatif comme « nouvelle normalité »
- Diminution de l'intensité des expériences extatiques
- Développement d'une « sagesse incorporée » et d'une sérénité durable
- Modification permanente de la relation à la nourriture et aux désirs matériels

V.4.3.2 Interactions avec les rythmes circadiens

Le jeûne perturbe les horloges biologiques internes, créant une flexibilité temporelle qui favorise l'émergence d'états de conscience atypiques (56, 57, 58) :

- Suppression du signal mélatonine : Réduction de 30-50% de la sécrétion nocturne (56)
- Dissociation température-vigilance : Découplage des rythmes thermiques et attentionnels (57)
- Période libre endogène : Le cycle veille-sommeil peut dériver vers 25-26 heures (58)
- Fenêtres de transe optimales : Émergence de créneaux de réceptivité accrue -typiquement 3h-6h et 15h-18h- (56,58)

Références Bibliographiques

1. Becker, J. (2004). Deep Listeners : Music, Emotion, and Trancing. Indiana University Press.
2. Rouget, G. (1990). La musique et la transe. Gallimard.
3. Zatorre, R. J., & Salimpoor, V. N. (2013). From perception to pleasure : music and its neural substrates. Proceedings of the National Academy of Sciences, 110(2), 10430-10437.
4. Kaufman, L., & Williamson, S. J. (1982). Magnetic location of cortical activity. Annals of the New York Academy of Sciences, 388, 197-213.

5. Griffiths, T. D., & Warren, J. D. (2004). What is an auditory object ? Nature Reviews Neuroscience, 5(11), 887-892.
6. LeDoux, J. E. (2000). The Synaptic Self : How Our Brains Become Who We Are. Penguin Books.
7. Joris, P. X., Schreiner, C. E., & Rees, A. (2004). Neural processing of amplitude-modulated sounds. Physiological Reviews, 84(2), 541-577.
8. Grothe, B., Pecka, M., & McAlpine, D. (2010). Mechanisms of sound localization in mammals. Physiological Reviews, 90(3), 983-1012.
9. Klinke, R., Kral, A., Heid, S., Tillein, J., & Hartmann, R. (1999). Recruitment of the auditory cortex in congenitally deaf cats by long-term cochlear electrostimulation. Science, 285(5434), 1729-1733.
10. Will, U., & Berg, E. (2007). Brain wave synchronization and entrainment to periodic acoustic stimuli. Neuroscience Letters, 424(1), 55-60.
11. Lakatos, P., Shah, A. S., Knuth, K. H., Ulbert, I., Karmos, G., & Schroeder, C. E. (2005). An oscillatory hierarchy controlling neuronal excitability and stimulus processing in the auditory cortex. Journal of Neurophysiology, 94(3), 1904-1911.
12. Jones, E. G. (2001). The thalamic matrix and thalamocortical synchrony. Trends in Neurosciences, 24(10), 595-601.
13. Steriade, M. (2006). Grouping of brain rhythms in corticothalamic systems. Neuroscience, 137(4), 1087-1106.
14. Neher, A. (1961). Auditory driving observed with scalp electrodes in normal subjects. Electroencephalography and Clinical Neurophysiology, 13(3), 449-451.
15. Maxfield, M. C. (1990). Effects of rhythmic drumming on EEG and subjective experience. Doctoral dissertation, Institute of Transpersonal Psychology.
16. Gottfried, J. A. (2006). Smell : central nervous processing. Advances in Oto-rhino-laryngology, 63, 44-69.
17. Shepherd, G. M. (2004). The human sense of smell : are we better than we think ? PLoS Biology, 2(5), e146.
18. Price, J. L. (1990). Olfactory system. In G. Paxinos (Ed.), The Human Nervous System (pp. 979-998). Academic Press.

19. Carmichael, S. T., Clugnet, M. C., & Price, J. L. (1994). Central olfactory connections in the macaque monkey. Journal of Comparative Neurology, 346(3), 403-434.
20. Moussaieff, A., & Mechoulam, R. (2009). Boswellia resin : from religious ceremonies to medical uses. Journal of Applied Pharmaceutical Science, 4(1), 1-12.
21. Buchbauer, G., Jirovetz, L., Jäger, W., Plank, C., & Dietrich, H. (1993). Fragrance compounds and essential oils with sedative effects upon inhalation. Journal of Pharmaceutical Sciences, 82(6), 660-664.
22. Dolara, P., Corte, B., Ghelardini, C., Pugliese, A. M., Cerbai, E., Menichetti, S., & Lo Nostro, A. (2000). Local anaesthetic, antibacterial and antifungal properties of sesquiterpenes from myrrh. Planta Medica, 66(4), 356-358.
23. Hanus, L. O., Rezanka, T., Dembitsky, V. M., & Moussaieff, A. (2005). Myrrh---Commiphora chemistry. Biomedical Papers, 149(1), 3-27.
24. Oakley, D. A., & Halligan, P. W. (2009). Hypnotic suggestion and cognitive neuroscience. Trends in Cognitive Sciences, 13(6), 264-270.
25. Jensen, M. P., Adachi, T., Tomé-Pires, C., Lee, J., Osman, Z. J., & Miró, J. (2011). Mechanisms of hypnosis : toward the development of a biopsychosocial model. International Journal of Clinical and Experimental Hypnosis, 59(3), 277-293.
26. Botvinick, M. M., Cohen, J. D., & Carter, C. S. (2004). Conflict monitoring and anterior cingulate cortex : an update. Trends in Cognitive Sciences, 8(12), 539-546.
27. Terhune, D. B., Cleeremans, A., Raz, A., & Lynn, S. J. (2017). Hypnosis and top-down regulation of consciousness. Neuroscience & Biobehavioral Reviews, 81, 59-74.
28. Mattson, M. P., Longo, V. D., & Harvie, M. (2017). Impact of intermittent fasting on health and disease processes. Ageing Research Reviews, 39, 46-58.
29. Fond, G., Macgregor, A., Leboyer, M., & Michalsen, A. (2013). Fasting in mood disorders : neurobiology and effectiveness. Psychiatry Research, 209(3), 253-258.
30. Cahill Jr, G. F. (2006). Fuel metabolism in starvation. Annual Review of Nutrition, 26, 1-22.

31. Puchalska, P., & Crawford, P. A. (2017). Multi-dimensional roles of ketone bodies in fuel metabolism, signaling, and therapeutics. Cell Metabolism, 25(2), 262-284.
32. Lutas, A., & Yellen, G. (2013). The ketogenic diet : metabolic influences on brain excitability and epilepsy. Trends in Neurosciences, 36(1), 32-40.
33. Newman, J. C., & Verdin, E. (2017). β-Hydroxybutyrate : a signaling metabolite. Annual Review of Nutrition, 37, 51-76.
34. Masino, S. A., & Rho, J. M. (2012). Mechanisms of ketogenic diet action. In Jasper's Basic Mechanisms of the Epilepsies (pp. 1-14). Oxford University Press.
35. Sleiman, S. F., Henry, J., Al-Haddad, R., El Hayek, L., Abou Haidar, E., Stringer, T., ... & Chao, M. V. (2016). Exercise promotes the expression of brain derived neurotrophic factor (BDNF) through the action of the ketone body β-hydroxybutyrate. eLife, 5, e15092.
36. Yudkoff, M., Daikhin, Y., Horyn, O., Nissim, I., & Nissim, I. (2005). Ketosis and brain handling of glutamate, glutamine and GABA. *Epilepsia*, 46(s11), 73-78.
37. Stubbs, B. J., Cox, P. J., Evans, R. D., Santer, P., Miller, J. J., Faull, O. K., ... & Clarke, K. (2017). On the metabolism of exogenous ketones in humans. Frontiers in Physiology, 8, 848.
38. Heilbronn, L. K., Smith, S. R., Martin, C. K., Anton, S. D., & Ravussin, E. (2005). Alternate-day fasting in nonobese subjects : effects on body weight, body composition, and energy metabolism. The American Journal of Clinical Nutrition, 81(1), 69-73.
39. Kerndt, P. R., Naughton, J. L., Driscoll, C. E., & Loxterkamp, D. A. (1982). Fasting : the history, pathophysiology and complications. Western Journal of Medicine, 137(5), 379-399.
40. Zauner, C., Schneeweiss, B., Kranz, A., Madl, C., Ratheiser, K., Kramer, L., ... & Lenz, K. (2000). Resting energy expenditure in short-term starvation is increased as a result of an increase in serum norepinephrine. The American Journal of Clinical Nutrition, 71(6), 1511-1515.

41. Espelund, U., Hansen, T. K., Højlund, K., Beck-Nielsen, H., Clausen, J. T., Hansen, B. S., ... & Frystyk, J. (2005). Fasting unmasks a strong inverse association between ghrelin and cortisol in serum : studies in obese and normal-weight subjects. Journal of Clinical Endocrinology & Metabolism, 90(2), 741-746.

42. Lee, J., Duan, W., & Mattson, M. P. (2002). Evidence that brain-derived neurotrophic factor is required for basal neurogenesis and mediates, in part, the enhancement of neurogenesis by dietary restriction in the hippocampus of adult mice. Journal of Neurochemistry, 82(6), 1367-1375.

43. Duan, W., Guo, Z., Jiang, H., Ware, M., Li, X. J., & Mattson, M. P. (2003). Dietary restriction normalizes glucose metabolism and BDNF levels, slows disease progression, and increases survival in huntingtin mutant mice. Proceedings of the National Academy of Sciences, 100(5), 2911-2916.

44. Rothman, S. M., Griffioen, K. J., Wan, R., & Mattson, M. P. (2012). Brain-derived neurotrophic factor as a regulator of systemic and brain energy metabolism and cardiovascular health. Annals of the New York Academy of Sciences, 1264(1), 49-63.

45. Masino, S. A., Kawamura Jr, M., Wasser, C. D., Pomeroy, L. T., & Ruskin, D. N. (2009). Adenosine, ketogenic diet and epilepsy : the emerging therapeutic relationship between metabolism and brain activity. Current Neuropharmacology, 7(3), 257-268.

46. Rho, J. M., & Stafstrom, C. E. (2012). The ketogenic diet : what has science taught us ? Epilepsy Research, 100(3), 210-217.

47. Ma, W., Berg, J., & Yellen, G. (2007). Ketogenic diet metabolites reduce firing in central neurons by opening KATP channels. Journal of Neuroscience, 27(14), 3618-3625.

48. Giménez-Cassina, A., Martínez-François, J. R., Fisher, J. K., Szlyk, B., Polak, K., Wiwczar, J., ... & Danial, N. N. (2012). BAD-dependent regulation of fuel metabolism and KATP channel activity confers resistance to epileptic seizures. Neuron, 74(4), 719-730.

49. Raichle, M. E., MacLeod, A. M., Snyder, A. Z., Powers, W. J., Gusnard, D. A., & Shulman, G. L. (2001). A default mode of brain function. Proceedings of the National Academy of Sciences, 98(2), 676-682.
50. Buckner, R. L., Andrews-Hanna, J. R., & Schacter, D. L. (2008). The brain's default network : anatomy, function, and relevance to disease. Annals of the New York Academy of Sciences, 1124(1), 1-38.
51. Brewer, J. A., Worhunsky, P. D., Gray, J. R., Tang, Y. Y., Weber, J., & Kober, H. (2011). Meditation experience is associated with differences in default mode network activity and connectivity. Proceedings of the National Academy of Sciences, 108(50), 20254-20259.
52. Seeley, W. W., Menon, V., Schatzberg, A. F., Keller, J., Glover, G. H., Kenna, H., ... & Greicius, M. D. (2007). Dissociable intrinsic connectivity networks for salience processing and executive control. Journal of Neuroscience, 27(9), 2349-2356.
53. Koehl, M., Meerlo, P., Gonzales, D., Rontal, A., Turek, F. W., & Abrous, D. N. (2008). Exercise-induced promotion of hippocampal cell proliferation requires β-endorphin. The FASEB Journal, 22(7), 2253-2262.
54. Harbach, H., Hell, K., Gramsch, C., Katz, N., Hempelmann, G., & Teschemacher, H. (2000). β-Endorphin (1-31) in the plasma of male volunteers undergoing physical exercise. Psychoneuroendocrinology, 25(6), 551-562.
55. Janal, M. N., Colt, E. W., Clark, W. C., & Glusman, M. (1984). Pain sensitivity, mood and plasma endocrine levels in man following long-distance running : effects of naloxone. Pain, 19(1), 13-25.
56. Stokkan, K. A., Yamazaki, S., Tei, H., Sakaki, Y., & Menaker, M. (2001). Entrainment of the circadian clock in the liver by feeding. Science, 291(5503), 490-493.
57. Damiola, F., Le Minh, N., Preitner, N., Kornmann, B., Fleury-Olela, F., & Schibler, U. (2000). Restricted feeding uncouples circadian oscillators in peripheral tissues from the central pacemaker in the suprachiasmatic nucleus. Genes & Development, 14(23), 2950-2961.
58. Challet, E. (2019). The circadian regulation of food intake. Nature Reviews Endocrinology, 15(7), 393-405.

59. Moussaieff, A., Rimmerman, N., Bregman, T., Straiker, A., Felder, C. C., Shoham, S., ... & Mechoulam, R. (2008). Incensole acetate, an incense component, elicits psychoactivity by activating TRPV3 channels in the brain. The FASEB Journal, 22(8), 3024-3034.
60. Chevrier, M. R., Ryan, A. E., Lee, D. Y., Zhongze, M., Wu-Yan, Z., & Via, C. S. (2005). Boswellia carterii extract inhibits TH1 cytokines and promotes TH2 cytokines in vitro. Clinical and Diagnostic Laboratory Immunology, 12(5), 575-580.
61. Mizushima, N., & Levine, B. (2010). Autophagy in mammalian development and differentiation. Nature Cell Biology, 12(9), 823-830.
62. Ravikumar, B., Sarkar, S., Davies, J. E., Futter, M., Garcia-Arencibia, M., Green-Thompson, Z. W., ... & Rubinsztein, D. C. (2010). Regulation of mammalian autophagy in physiology and pathophysiology. Physiological Reviews, 90(4), 1383-1435.
63. Nixon, R. A. (2013). The role of autophagy in neurodegenerative disease. Nature Medicine, 19(8), 983-997.
64. Haigis, M. C., & Sinclair, D. A. (2010). Mammalian sirtuins : biological insights and disease relevance. Annual Review of Pathology, 5, 253-295.
65. Prozorovski, T., Schulze-Topphoff, U., Glumm, R., Baumgart, J., Schröter, F., Ninnemann, O., ... & Aktas, O. (2008). Sirt1 contributes critically to the redox-dependent fate of neural progenitors. Nature Cell Biology, 10(4), 385-394.

VI. Variations Culturelles et Typologie des États de Transse

VI.1 Neurobiologie comparée des traditions de transe

VI.1.1 Transe chamanique : activation du réseau visiospatial

La transe chamanique, centrée sur les « voyages » dans d'autres réalités, présente un pattern d'activation cérébrale spécifique dominé par l'hyperactivation des régions visuospatiales et de l'imagerie mentale (1, 2, 3).

*Régions activées :

- Cortex visuel associatif (aires 18, 19) : augmentation d'activation, générant l'imagerie visuelle intense (4, 5)
- Précuneus et cortex pariétal supérieur : Hyperactivation paradoxale malgré la dissolution du sens de soi, suggérant un rôle dans la navigation mentale (6, 7)
- Hippocampe dorsal : +150% d'activation, facilitant la création de « cartes cognitives » des espaces imaginaires (8, 9)
- Cortex temporo-pariétal : Modulation complexe créant les expériences de sortie de corps (10, 11)

*Corrélats phénoménologiques :

- Visions détaillées d'entités, paysages, architectures
- Sensation de voyage dans des espaces tridimensionnels cohérents
- Rencontres avec des « guides » ou « esprits » anthropomorphes
- Navigation consciente dans les espaces visionnaires (2, 3)

VI.1.2 Transe de possession : Activation du réseau d'identité alternative

La transe de possession, caractérisée par l'émergence d'une personnalité alternative, implique une réorganisation majeure des réseaux d'identité et de contrôle moteur (12, 13, 14).

*Patterns d'activation :

- Cortex prémoteur et aire motrice supplémentaire : Hyperactivation (+200%) expliquant les mouvements automatiques complexes (15, 16)

- Cortex cingulaire antérieur : Activation paradoxale (+150%) maintenant une forme de « métacognition » de l'état de possession (17)
- Cortex temporo-pariétal droit : Désactivation sélective (-60%) altérant le sens de soi corporel (10, 18)
- Insula antérieure : Modulation complexe créant la sensation d' « autre » habitant le corps (19, 20)

*Mécanismes de dissociation identitaire :

- Découplage fronto-pariétal : Rupture des connexions entre conscience exécutive et conscience corporelle (21, 22)
- Activation de scripts moteurs : Programmes comportementaux culturellement codés deviennent autonomes (23)
- Mémoire épisodique fragmentée : Amnésie sélective pour la période de possession (24, 25)

VI.1.3 Transe extatique mystique (Khouloua)

L'extase mystique présente le pattern de désactivation le plus radical du sens de soi, accompagné d'une hyper-connectivité atypique créant l'expérience d'unité universelle -Al Ittihad- (26, 27).

*Désactivations caractéristiques :

- Réseau du mode par défaut : Désactivation massive (-70%) de toutes les composantes (28, 29)
- Cortex pariétal supérieur : Désactivation bilatérale (-80%) altérant les limites soi/non-soi (30, 31)
- Cortex préfrontal dorsolatéral : Désactivation complète (-90%) supprimant toute analyse critique (32)

*Hyper-activations compensatoires :

- Cortex cingulaire postérieur : Hyperactivation paradoxale (+300%) créant une « conscience pure » (33)
- Insula postérieure : Activation intense (+250%) générant l'expérience d'expansion de la conscience (34, 35)
- Thalamus médial : Hyperactivation (+180%) facilitant l'intégration globale (36, 37)

VI.2 Facteurs individuels de susceptibilité à la transse

VI.2.1 Corrélats neuroanatomiques de la susceptibilité

Les individus hautement susceptibles à la transe présentent des différences neuroanatomiques mesurables (38, 39, 40). Nous utilisons le coefficient r de corrélation de Pearson, qui est une mesure statistique indiquant la force et la direction de la relation linéaire entre deux grandeurs variables (r varie entre -1 et 1, r=0 signifie qu'il n'y a aucune corrélation, tandis que r=1 signifie une corrélation totale et r=-1 une dé-corrélation totale) :

*Volume du cortex cingulaire antérieur :

Corrélation négative (r=-0.67) entre volume du CCA et susceptibilité à la transe, suggérant qu'un contrôle cognitif réduit facilite l'induction (41, 42).

*Épaisseur du cortex préfrontal dorsolatéral :

Les sujets très susceptibles montrent une épaisseur corticale réduite de 8-12% dans les régions préfrontales dorsolatérales, corrélant avec une moindre résistance cognitive aux suggestions (43, 44).

*Connectivité par défaut :

Hyper-connectivité du réseau du mode par défaut au repos (+25%) chez les sujets susceptibles, paradoxalement associée à une désactivation plus complète en transe (45, 46).

VI.2.2 Profils neurochimiques de susceptibilité

Les variations dans les systèmes de neurotransmetteurs sont comme suit:

*Système sérotoninergique :

- Polymorphismes du transporteur de sérotonine (5-HTTLPR) : Les variants courts sont surreprésentés chez les individus susceptibles -OR = 2.3- (47, 48)
- Sensibilité des récepteurs 5-HT2A : Densité accrue (+30%) dans le cortex temporal, corrélant avec les expériences visionnaires (49, 50)

*Système dopaminergique :

- Polymorphisme DRD4 : Le variant 7R (associé à la recherche de nouveauté) favorise la susceptibilité à la transe (51, 52)
- Activité DAT : Réduction de l'activité du transporteur de dopamine dans le striatum ventral (53)

*Système GABAergique :

- Récepteurs GABA-A benzodiazépiniques : Sensibilité accrue expliquant la facilité d'induction par relaxation (54, 55)

VI.2.3 Facteurs psychologiques et personnalité

Pour les traits de personnalité associés, nous utilisons :

- Ouverture à l'expérience : Corrélation forte avec la susceptibilité à la transe (56, 57)
- Absorption : Capacité d'immersion complète dans l'expérience (r = 0.68) (58, 59)
- Fantaisie proneness : Tendance à l'imagerie mentale vivace (r = 0.61) (60, 61)
- Suggestibilité hypnotique : Corrélation très élevée (r = 0.85) avec la susceptibilité à la transe (62, 63)

Les processus cognitifs facilitateurs sont :

- Pensée divergente : Capacité de génération d'associations créatives non-conventionnelles (64)
- Tolérance à l'ambiguïté : Acceptation des expériences contradictoires ou paradoxales (65)
- Métacognition flexible : Capacité d'observer ses propres processus mentaux sans s'y identifier (66)

Références Bibliographiques

1. Esperón, P. S., Fernández, T., Silva-Pereyra, J., Mesa-García, J., Fernández-Bouzas, A., & Castro-Laguardia, A. M. (2021). Neural correlates of a trance process and alternative states of consciousness in a traditional healer. Brain Sciences, 11(4), 497.
2. Shanon, B. (2021). Neural correlates of the shamanic state of consciousness. Frontiers in Human Neuroscience, 15, 610466.
3. Flor-Henry, P., Shapiro, Y., & Sombrun, C. (2017). Brain changes during a shamanic trance : Altered modes of consciousness, hemispheric laterality, and systemic psychobiology. Cogent Psychology, 4(1), 1313522.
4. Riba, J., Romero, S., Grasa, E., Mena, E., Carrió, I., & Barbanoj, M. J. (2006). Increased frontal and paralimbic activation following ayahuasca, the pan-Amazonian inebriant. Psychopharmacology, 186(1), 93-98.

5. d'Araujo, D. B., Ribeiro, S., Cecchi, G. A., Carvalho, F. M., Sanchez, T. A., Pinto, J. P., ... & Sidarta-Ribeiro, S. (2012). Seeing with the eyes shut : neural basis of enhanced imagery following ayahuasca ingestion. Human Brain Mapping, 33(11), 2550-2560.
6. Cavanna, A. E., & Trimble, M. R. (2006). The precuneus : a review of its functional anatomy and behavioural correlates. Brain, 129(3), 564-583.
7. Zhang, S., & Li, C. S. R. (2012). Functional connectivity mapping of the human precuneus by resting state fMRI. NeuroImage, 59(4), 3548-3562.
8. O'Keefe, J., & Nadel, L. (1978). The hippocampus as a cognitive map. Oxford University Press.
9. Hartley, T., Maguire, E. A., Spiers, H. J., & Burgess, N. (2003). The well-worn route and the path less traveled : distinct neural bases of route following and wayfinding in humans. Neuron, 37(5), 877-888.
10. Blanke, O., & Arzy, S. (2005). The out-of-body experience : disturbed self-processing at the temporo-parietal junction. The Neuroscientist, 11(1), 16-24.
11. Ionta, S., Heydrich, L., Lenggenhager, B., Mouthon, M., Fornari, E., Chapuis, D., ... & Blanke, O. (2011). Multisensory mechanisms in temporo-parietal cortex support self-location and first-person perspective. Neuron, 70(2), 363-374.
12. Cardeña, E. (2005). The phenomenology of deep hypnosis : quiescent and physically active. *International* Journal of Clinical and Experimental Hypnosis, 53(1), 37-59.
13. Krippner, S. (2000). The epistemology and technologies of shamanic states of consciousness. Journal of Consciousness Studies, 7(11-12), 93-118.
14. Seligman, R., & Kirmayer, L. J. (2008). Dissociative experience and cultural neuroscience : Narrative, metaphor and mechanism. Culture, Medicine, and Psychiatry, 32(1), 31-64.
15. Reardon, S. (2013). 'Brain doping' may improve athletes' performance. *Nature*, 493, 15.
16. Nachev, P., Kennard, C., & Husain, M. (2008). Functional role of the supplementary and pre-supplementary motor areas. Nature Reviews Neuroscience, 9(11), 856-869.

17. Bush, G., Luu, P., & Posner, M. I. (2000). Cognitive and emotional influences in anterior cingulate cortex. Trends in Cognitive Sciences, 4(6), 215-222.
18. Decety, J., & Sommerville, J. A. (2003). Shared representations between self and other : a social cognitive neuroscience view. Trends in Cognitive Sciences, 7(12), 527-533.
19. Craig, A. D. (2009). How do you feel—now ? The anterior insula and human awareness. Nature Reviews Neuroscience, 10(1), 59-70.
20. Critchley, H. D., Wiens, S., Rotshtein, P., Öhman, A., & Dolan, R. J. (2004). Neural systems supporting interoceptive awareness. Nature Neuroscience, 7(2), 189-195. Lanius, R. A., Vermetten, E., Loewenstein, R. J., Brand, B., Schmahl, C., Bremner, J. D., & Spiegel, D. (2010). Emotion modulation in PTSD : Clinical and neurobiological evidence for a dissociative subtype. American Journal of Psychiatry, 167(6), 640-647.
21. Simeon, D. (2004). Depersonalisation disorder : a contemporary overview. CNS Drugs, 18(6), 343-354.
22. Bargh, J. A., & Chartrand, T. L. (1999). The unbearable automaticity of being. American Psychologist, 54(7), 462-479.
23. Putnam, F. W. (1997). Dissociation in children and adolescents : A developmental perspective. Guilford Press.
24. Kihlstrom, J. F. (2005). Dissociative disorders. Annual Review of Clinical Psychology, 1, 227-253.
25. Newberg, A., Alavi, A., Baime, M., Pourdehnad, M., Santanna, J., & d'Aquili, E. (2001). The measurement of regional cerebral blood flow during the complex cognitive task of meditation : a preliminary SPECT study. Psychiatry Research : Neuroimaging, 106(2), 113-122.
26. Beauregard, M., & Paquette, V. (2006). Neural correlates of a mystical experience in Carmelite nuns. Neuroscience Letters, 405(3), 186-190.
27. Brewer, J. A., Worhunsky, P. D., Gray, J. R., Tang, Y. Y., Weber, J., & Kober, H. (2011). Meditation experience is associated with differences in default mode network activity and connectivity. Proceedings of the National Academy of Sciences, 108(50), 20254-20259.

28. Judson, A., Brewer, J. A., Davis, J. H., & Gentili, C. (2016). The science of enlightenment ? A systematic review of neurobiological studies of meditation. Neuroscience & Biobehavioral Reviews, 71, 176-186.
29. Urgesi, C., Aglioti, S. M., Skrap, M., & Fabbro, F. (2010). The spiritual brain : selective cortical lesions modulate human self-transcendence. Neuron, 65(3), 309-319.
30. Crescentini, C., & Capurso, V. (2015). Mindfulness meditation and explicit and implicit indicators of personality and self-concept changes. Frontiers in Psychology, 6, 44.
31. Tang, Y. Y., Hölzel, B. K., & Posner, M. I. (2015). The neuroscience of mindfulness meditation. Nature Reviews Neuroscience, 16(4), 213-225.
32. Leech, R., & Sharp, D. J. (2014). The role of the posterior cingulate cortex in cognition and disease. Brain, 137(1), 12-32.
33. Farb, N. A., Segal, Z. V., Mayberg, H., Bean, J., McKeon, D., Fatima, Z., & Anderson, A. K. (2007). Attending to the present : mindfulness meditation reveals distinct neural modes of self-reference. Social Cognitive and Affective Neuroscience, 2(4), 313-322.
34. Garrison, K. A., Zeffiro, T. A., Scheinost, D., Constable, R. T., & Brewer, J. A. (2015). Meditation leads to reduced default mode network activity beyond an active task. Cognitive, Affective, & Behavioral Neuroscience, 15(3), 712-720.
35. Sherman, S. M. (2007). The thalamus is more than just a relay. Current Opinion in Neurobiology, 17(4), 417-422.
36. Steriade, M., & Llinás, R. R. (1988). The functional states of the thalamus and the associated neuronal interplay. Physiological Reviews, 68(3), 649-742.
37. Raz, A., Fan, J., & Posner, M. I. (2005). Hypnotic suggestion reduces conflict in the human brain. Proceedings of the National Academy of Sciences, 102(28), 9978-9983.
38. Hoeft, F., Gabrieli, J. D., Whitfield-Gabrieli, S., Haas, B. W., Bammer, R., Menon, V., & Spiegel, D. (2012). Functional brain basis of hypnotizability. Archives of General Psychiatry, 69(10), 1064-1072.

39. Landry, M., Lifshitz, M., & Raz, A. (2017). Brain correlates of hypnosis : a systematic review and meta-analytic exploration. Neuroscience & Biobehavioral Reviews, 81, 75-98.
40. Egner, T., Jamieson, G., & Gruzelier, J. (2005). Hypnosis decouples cognitive control from conflict monitoring processes of the frontal lobe. NeuroImage, 27(4), 969-978.
41. Gruzelier, J. H. (2006). Frontal functions, connectivity and neural efficiency underpinning hypnosis and hypnotic susceptibility. Contemporary Hypnosis, 23(1), 15-32.
42. Frot, M., Faillenot, I., & Mauguière, F. (2014). Processing of nociceptive input from posterior to anterior insula in humans. Human Brain Mapping, 35(11), 5486-5499.
43. McGeown, W. J., Mazzoni, G., Venneri, A., & Kirsch, I. (2009). Hypnotic induction decreases anterior default mode activity. Consciousness and Cognition, 18(4), 848-855.
44. Demertzi, A., Soddu, A., & Laureys, S. (2013). Consciousness supporting networks. Current Opinion in Neurobiology, 23(2), 239-244.
45. Carhart-Harris, R. L., & Friston, K. J. (2010). The default-mode, ego-functions and free-energy : a neurobiological account of Freudian ideas. Brain, 133(4), 1265-1283.
46. Borg, J., Andrée, B., Soderstrom, H., & Farde, L. (2003). The serotonin system and spiritual experiences. American Journal of Psychiatry, 160(11), 1965-1969.
47. Carhart-Harris, R. L., Erritzoe, D., Williams, T., Stone, J. M., Reed, L. J., Colasanti, A., ... & Nutt, D. J. (2012). Neural correlates of the psychedelic state as determined by fMRI studies with psilocybin. Proceedings of the National Academy of Sciences, 109(6), 2138-2143.
48. González-Maeso, J., Weisstaub, N. V., Zhou, M., Chan, P., Ivic, L., Ang, R., ... & Gingrich, J. A. (2007). Hallucinogens recruit specific cortical 5-HT2A receptor-mediated signaling pathways to affect behavior. Neuron, 53(3), 439-452.
49. Vollenweider, F. X., & Geyer, M. A. (2001). A systems model of altered consciousness : integrating natural and drug-induced psychoses. Brain Research Bulletin, 56(5), 495-507.

50. Benjamin, J., Li, L., Patterson, C., Greenberg, B. D., Murphy, D. L., & Hamer, D. H. (1996). Population and familial association between the D4 dopamine receptor gene and measures of Novelty Seeking. Nature Genetics, 12(1), 81-84.
51. Ebstein, R. P., Novick, O., Umansky, R., Priel, B., Osher, Y., Blaine, D., ... & Belmaker, R. H. (1996). Dopamine D4 receptor (D4DR) exon III polymorphism associated with the human personality trait of Novelty Seeking. Nature Genetics, 12(1), 78-80.
52. Volkow, N. D., Wang, G. J., Fowler, J. S., Logan, J., Gatley, S. J., Hitzemann, R., ... & Pappas, N. (1997). Decreased striatal dopaminergic responsiveness in detoxified cocaine-dependent subjects. Nature, 386(6627), 830-833.
53. Costa, E. (1998). From GABAA receptor diversity emerges a unified vision of GABAergic inhibition. Annual Review of Pharmacology and Toxicology, 38(1), 321-350.
54. Nutt, D., & Malizia, A. (2001). New insights into the role of the GABA-A–benzodiazepine receptor in psychiatric disorder. British Journal of Psychiatry, 179(5), 390-396.
55. McCrae, R. R., & Costa Jr, P. T. (2008). The five-factor theory of personality. The Guilford Press.
56. Rosen, D. H., Smith, S. M., Huston, H. L., & Gonzalez, G. (1991). Empirical study of associations between symbols and their meanings : evidence of collective unconscious (archetypal) memory. Journal of Analytical Psychology, 36(2), 211-228.
57. Tellegen, A., & Atkinson, G. (1974). Openness to absorbing and self-altering experiences, a trait related to hypnotic susceptibility. Journal of Abnormal Psychology, 83(3), 268-277.
58. Jamieson, G. A. (2005). The modified Tellegen absorption scale : a clearer window on the structure and meaning of absorption. Australian Journal of Clinical and Experimental Hypnosis, 33(2), 119-139.
59. Lynn, S. J., & Rhue, J. W. (1988). Fantasy proneness : Hypnosis, developmental antecedents, and psychopathology. American Psychologist, 43(1), 35-44.
60. Wilson, S. C., & Barber, T. X. (1983). The fantasy-prone personality : Implications for understanding imagery,

hypnosis, and parapsychological phenomena. In Imagery : Current theory, research and application (pp. 340-387). Wiley.

61. Hilgard, E. R. (1965). Hypnotic susceptibility. Harcourt, Brace & World.

62. Weitzenhoffer, A. M., & Hilgard, E. R. (1962). Stanford hypnotic susceptibility scale : Form C. Consulting Psychologists Press.

63. Guilford, J. P. (1967). The nature of human intelligence. McGraw-Hill.

64. Budner, S. (1962). Intolerance of ambiguity as a personality variable. *Journal of Personality*, 30(1), 29-50.

65. Flavell, J. H. (1979). Metacognition and cognitive monitoring : A new area of cognitive–developmental inquiry. American Psychologist, 34(10), 906-911.

VII. Applications Thérapeutiques et Perspectives Cliniques

La transe, en sa qualité d'héritage culturel et de composante du capital immatériel, ne doit pas être systématiquement qualifiée de thérapie dépassée par les évolutions scientifiques modernes, mais doit être reconsidérée et revue sans idées préconçues. Ainsi, elle pourrait être intégrée à un protocole thérapeutique multiaxial, comme outil répondant à un besoin réel.

VII.1 Transe thérapeutique et neuro-plasticité

VII.1.1 Mécanismes neuro-plastiques

La transe thérapeutique peut induire des effets bénéfiques neuroplastiques certains.

L'état de transe, caractérisé par la dominance des oscillations thêta, crée des conditions neurochimiques propices à l'induction de changements synaptiques durables. Le rythme thêta (4-8 Hz) correspond à la fréquence optimale pour faciliter les processus de potentialisation à long terme (LTP) dans l'hippocampe et les structures corticales associées (1).

L'exposition répétée aux états de transe induit une augmentation significative de la production de facteurs neurotrophiques (2) :

- BDNF (Brain-Derived Neurotrophic Factor) : Augmentation notable après une pratique régulière (3)
- NGF (Nerve Growth Factor) : Augmentation observée dans l'hippocampe et le cortex préfrontal médial (4)
- GDNF (Glial-Derived Neurotrophic Factor) : Augmentation favorisant la protection et la régénération neuronale (5)

Les états de transe réguliers stimulent la neuro-genèse adulte dans le gyrus dentelé hippocampique, avec une augmentation significative du nombre de nouveaux neurones granulaires, facilitant l'apprentissage et la flexibilité cognitive (6).

VII.1.2 Restructuration des réseaux traumatiques

La transe thérapeutique facilite l'extinction des réponses conditionnées de peur par plusieurs mécanismes complémentaires (7) :

*Désactivation de l'amygdale : Contrairement aux transes « spontanées » qui hyper-activent l'amygdale, les transes thérapeutiques contrôlées induisent une désactivation progressive de l'amygdale, rompant les boucles de rétroaction anxiogènes (8).

*Renforcement du contrôle préfrontal : La pratique répétée développe progressivement la capacité de modulation préfrontale volontaire des états de transe, renforçant les connexions inhibitrices fronto-limbiques (9).

*Reconsolidation mnésique thérapeutique : L'évocation de souvenirs traumatiques en état de transe permet leur reconsolidation dans un contexte émotionnel modifié, altérant durablement leur charge affective négative (10).

VII.2 Protocoles cliniques d'induction de transe thérapeutique

VII.2.1 Indications et contre-indications

La transe thérapeutique peut être valablement indiquée pour soigner les Trouble de Stress Post-Traumatique (TSPT), avec efficacité démontrée par des études contrôlées (11) :

- Troubles anxieux généralisés : Réduction significative des scores d'anxiété après plusieurs sessions (12)
- Dépression résistante : Amélioration notable en complément des traitements conventionnels (13)
- Troubles dissociatifs : Réintégration progressive des fragments de personnalité (14)
- Addictions : Modification des patterns de craving et renforcement motivationnel (15)

Par contre elle serait contre-indiquée dans les cas suivants:

- Troubles psychotiques aigus : Risque d'amplification des symptômes délirants (16)
- Troubles bipolaires en phase maniaque : Risque de décompensation psychotique (17)
- Épilepsie non contrôlée : Risque de déclenchement de crises par stimulation rythmique (18)
- Troubles dissociatifs sévères non stabilisés : Risque de fragmentation accrue (19)

VII.2.2 Approches d'induction thérapeutique

Nous présentons ici un exemple de processus d'induction progressive :

Phase 1 : Préparation psychophysiologique

- Installation dans un environnement contrôlé (éclairage tamisé, température adaptée)
- Évaluation de l'état psychologique baseline (échelles HAM-A, BDI-II) (20)
- Induction de relaxation progressive par guidance verbale (21)
- Synchronisation respiratoire à un rythme lent et régulier (22)

Phase 2 : Induction rythmique

- Exposition à des rythmes à fréquence thêta (23)
- Augmentation progressive de l'intensité sonore
- Monitoring EEG continu (surveillance de la puissance thêta) (24)
- Suggestions d'approfondissement adaptées aux réponses physiologiques

Phase 3 : Travail thérapeutique

- Évocation contrôlée du matériel traumatique ou symptomatique (25)
- Techniques de reframing cognitif en état modifié (26)
- Installation de ressources et suggestions post-hypnotiques (27)
- Renforcement des capacités d'autorégulation (28)

Phase 4 : Réorientation et intégration

- Diminution progressive de l'intensité sonore
- Suggestions de mémorisation de l'expérience thérapeutique
- Retour graduel à l'état de conscience ordinaire (29)
- Débriefing et verbalisation de l'expérience (30)

VII.2.3 Monitoring neurophysiologique et sécurité

Les précautions de sécurité imposent un suivi des indicateurs EEG :

- Ratio thêta/alpha : Surveillance des variations (31)
- Cohérence inter-hémisphérique : Observation des patterns de synchronisation (32)
- Activité gamma : Préservation des patterns caractéristiques (33)

- Asymétrie frontale : Monitoring de l'équilibre émotionnel (34)

En cas de survenance d'état de détresse, il faut interrompre la transe et prévoir un protocole de stabilisation pharmacologique. La séance de transe doit impérativement se dérouler sous contrôle continu d'un thérapeute confirmé.

VII.3 Transse assistée

Les innovations technologiques modernes permettent un accès à l'état de conscience modifié.

VII.3.1 Neuro-feedback en temps réel

Les technologies de neuro-feedback (EGG) permettent un apprentissage accéléré de l'induction volontaire de transe par rétroaction des paramètres neurophysiologiques (38).

Approches d'entraînement:

- SMR/Thêta training : Augmentation sélective de la puissance thêta avec modulation du rythme sensori-moteur (39)
- Alpha/Thêta crossover : Entraînement à la transition alpha → thêta par feedback audio-visuel (40)
- Coherence training : Développement de la synchronisation inter-hémisphérique (41)

Les protocoles de neuro-feedback réduisent significativement le temps nécessaire pour acquérir la maîtrise de l'auto-induction de transe, avec maintien des bénéfices thérapeutiques à moyen terme (42).

VII.3.2 Stimulation cérébrale non-invasive

L'application de la stimulation magnétique transcrânienne TMS rythmique dans la gamme thêta sur le cortex préfrontal médial pourrait faciliter l'induction de transe et potentialiser les effets thérapeutiques (43).

Paramètres d'intérêt :

- Fréquence : Rythme thêta (correspondant à l'activité hippocampique) (44)
- Intensité : Niveaux inférieurs au seuil moteur (45)
- Durée : Sessions de durée modérée (46)
- Localisation : Cortex préfrontal médial (système 10-20) (47)

La modulation de l'activité corticale par stimulation électrique transcrânienne (tDCS) pourrait faciliter l'entrée en transe (48).

VII.3.3 Réalité virtuelle et immersion sensorielle

Les technologies de réalité virtuelle permettent la création d'environnements virtuels immersifs optimisés pour l'induction de transe et le travail thérapeutique (49).

Les composants techniques seraient :

- Stimulation visuelle : Patterns géométriques évolutifs synchronisés sur les rythmes cérébraux (50)
- Audio spatial 3D : Sons binauraux et rythmes d'entraînement neural positionnés dans l'espace (51)
- Retour haptique : Vibrations synchronisées facilitant l'ancrage corporel (52)
- Biofeedback intégré : Adaptation aux réponses physiologiques (53)

Les avantages cliniques de cette technologie permettraient :

- La réduction des distractions externes (54)
- Un ajustement aux préférences individuelles (55)
- La reproductibilité et la standardisation des conditions d'induction (56)
- L'intégration multimodale par la synchronisation des inducteurs sensoriels (57)

VII.4. Perspectives dans les maladies neuro-dégénératives : Maladie d'Alzheimer

Si les applications thérapeutiques de la transe se concentrent actuellement sur les troubles psychotraumatiques, anxieux et dépressifs, ses mécanismes neurophysiologiques fondamentaux ouvrent des perspectives intrigantes dans le domaine des maladies neuro-dégénératives.

La maladie d'Alzheimer, caractérisée par un effondrement progressif des réseaux neuronaux, de la connectivité synaptique et des fonctions cognitives, pourrait bénéficier des effets neuroplastiques et neuroprotecteurs des états modifiés de conscience.

Dans ce qui suit, nous explorons les bases théoriques de cette hypothèse.

VII.4.1. Mécanismes de la transe potentiellement pertinents contre la pathologie Alzheimer

Les données présentées dans les chapitres III, IV et V identifient plusieurs mécanismes qui correspondent point par point aux déficits observés dans la maladie d'Alzheimer :

* L'hyperactivation limbique et la dominance thêta (Ch. IV) stimulent la neuro-genèse dans le gyrus dentelé, une région cruciale pour la mémoire et sévèrement affectée dès les stades précoces d'Alzheimer.
* La transe régulière induit une augmentation significative du BDNF (Ch. VII.1), un facteur de croissance essentiel à la survie neuronale, à la plasticité synaptique et à la résistance aux protéotoxicités (agrégats d'amyloïde et de tau).
* La synchronisation interrégionale des oscillations thêta et gamma (Ch. IV.3) contrebalance la désintégration du « Default Mode Network » (DMN), un réseau fortement dégradé dans la maladie d'Alzheimer.
* La modulation du système limbique et les effets métaboliques du jeûne (Ch. V) réduisent les médiateurs pro-inflammatoires (cytokines) et le stress oxydatif, deux drivers majeurs de la neuro-dégénérescence.

VII.4.2. Une hypothèse de prévention, non de guérison

Il est impératif de distinguer prévention et traitement curatif. Les lésions cérébrales avancées de la maladie d'Alzheimer (atrophie corticale massive, perte neuronale irréversible) sont peu susceptibles d'être « inversées » par la transe. En revanche, l'hypothèse la plus solide et la plus plausible est celle d'un effet préventif ou « retardateur ».

La pratique régulière de la transe, en amont de l'apparition des symptômes, pourrait :

1. Augmenter la « réserve cognitive » en renforçant les réseaux neuronaux, rendant le cerveau plus résistant aux lésions futures.
2. Créer un environnement neurochimique sain (faible inflammation, fort taux de BDNF) qui ralentit l'accumulation des pathologies protéiques.
3. Stimuler en continu les mécanismes de réparation (neurogenèse, synaptogenèse), compensant ainsi les pertes liées à l'âge ou à la pathologie.

VII.4.3. Limites actuelles et nécessité de recherches futures

Cette hypothèse, bien que biologiquement plausible, repose sur une inférence mécanistique. Aucune étude épidémiologique ou clinique n'a, à ce jour, démontré un lien direct entre la pratique de la transse et une incidence réduite de la maladie d'Alzheimer.

Les recherches futures devront donc :

- Mettre en place des études longitudinales auprès de populations pratiquant régulièrement la transe (soufis, chamans…etc.).
- Développer des modèles animaux pour tester l'impact de protocoles d'induction de transe sur la progression des lésions Alzheimer.
- Utiliser des biomarqueurs précis (TEP amyloïde, tau, IRM fonctionnelle) pour objectiver les effets sur le cerveau des patients à risque.

VII.4.4 Conclusion

En conclusion, l'idée que la transe puisse constituer un outil de prévention contre le déclin neurocognitif lié à la maladie d'Alzheimer est une hypothèse sérieuse, étayée par une convergence de mécanismes neurobiologiques. Elle ne saurait se substituer aux traitements conventionnels, mais elle ouvre une voie de recherche innovante pour la médecine intégrative, visant à renforcer la résilience cérébrale bien avant l'apparition des symptômes.

Références Bibliographiques

1. Buzsáki, G. (2002). Theta oscillations in the hippocampus. Neuron, 33(3), 325-340.
2. Cotman, C. W., & Berchtold, N. C. (2002). Exercise : a behavioral intervention to enhance brain health and plasticity. Trends in Neurosciences, 25(6), 295-301.
3. Sleiman, S. F., Henry, J., Al-Haddad, R., El Hayek, L., Abou Haidar, E., Stringer, T., ... & Chao, M. V. (2016). Exercise promotes the expression of brain derived neurotrophic factor (BDNF) through the action of the ketone body β-hydroxybutyrate. eLife, 5, e15092.
4. Pham, T. M., Winblad, B., Granholm, A. C., & Mohamed, A. H. (2002). Environmental influences on brain

neurotrophins in rats. Pharmacology Biochemistry and Behavior, 73(1), 167-175.

5. Airaksinen, M. S., & Saarma, M. (2002). The GDNF family : signalling, biological functions and therapeutic value. Nature Reviews Neuroscience, 3(5), 383-394.

6. van Praag, H., Schinder, A. F., Christie, B. R., Toni, N., Palmer, T. D., & Gage, F. H. (2002). Functional neurogenesis in the adult hippocampus. Nature, 415(6875), 1030-1034.

7. Quirk, G. J., & Mueller, D. (2008). Neural mechanisms of extinction learning and retrieval. Neuropsychopharmacology, 33(1), 56-72.

8. Etkin, A., & Wager, T. D. (2007). Functional neuroimaging of anxiety : a meta-analysis of emotional processing in PTSD, social anxiety disorder, and specific phobia. American Journal of Psychiatry, 164(10), 1476-1488.

9. Delgado, M. R., Nearing, K. I., LeDoux, J. E., & Phelps, E. A. (2008). Neural circuitry underlying the regulation of conditioned fear and its relation to extinction. Neuron, 59(5), 829-838.

10. Nader, K., Schafe, G. E., & Le Doux, J. E. (2000). Fear memories require protein synthesis in the amygdala for reconsolidation after retrieval. Nature, 406(6797), 722-726.

11. Bradley, R., Greene, J., Russ, E., Dutra, L., & Westen, D. (2005). A multidimensional meta-analysis of psychotherapy for PTSD. American Journal of Psychiatry, 162(2), 214-227.

12. Hofmann, S. G., & Smits, J. A. (2008). Cognitive-behavioral therapy for adult anxiety disorders : a meta-analysis of randomized placebo-controlled trials. Journal of Clinical Psychiatry, 69(4), 621-632.

13. Cuijpers, P., van Straten, A., Andersson, G., & van Oppen, P. (2008). Psychotherapy for depression in adults : a meta-analysis of comparative outcome studies. Journal of Consulting and Clinical Psychology, 76(6), 909-922.

14. Brand, B. L., Classen, C. C., McNary, S. W., & Zaveri, P. (2009). A review of dissociative disorders treatment studies. Journal of Nervous and Mental Disease, 197(9), 646-654.

15. Miller, W. R., & Rollnick, S. (2012). Motivational interviewing : Helping people change. Guilford Press.
16. Garety, P. A., Kuipers, E., Fowler, D., Freeman, D., & Bebbington, P. E. (2001). A cognitive model of the positive symptoms of psychosis. Psychological Medicine, 31(2), 189-195.
17. Bauer, M. S., Altshuler, L., Evans, D. R., Beresford, T., Williford, W. O., & Hauger, R. (2005). Prevalence and distinct correlates of anxiety, substance, and combined comorbidity in a multi-site public sector sample with bipolar disorder. Journal of Affective Disorders, 85(3), 301-315.
18. Fisher, R. S., Acevedo, C., Arzimanoglou, A., Bogacz, A., Cross, J. H., Elger, C. E., ... & Wiebe, S. (2014). ILAE official report : a practical clinical definition of epilepsy. Epilepsia, 55(4), 475-482.
19. Dell, P. F., & O'Neil, J. A. (2009). Dissociation and the dissociative disorders : DSM-V and beyond. Routledge.
20. Hamilton, M. (1959). The assessment of anxiety states by rating. British Journal of Medical Psychology, 32(1), 50-55.
21. Jacobson, E. (1938). Progressive relaxation. University of Chicago Press.
22. Brown, R. P., & Gerbarg, P. L. (2005). Sudarshan kriya yogic breathing in the treatment of stress, anxiety, and depression : part I—neurophysiologic model. Journal of Alternative & Complementary Medicine, 11(1), 189-201.
23. Will, U., & Berg, E. (2007). Brain wave synchronization and entrainment to periodic acoustic stimuli. Neuroscience Letters, 424(1), 55-60.
24. Klimesch, W. (1999). EEG alpha and theta oscillations reflect cognitive and memory performance : a review and analysis. Brain Research Reviews, 29(2-3), 169-195.
25. Brewin, C. R. (2001). A cognitive neuroscience account of posttraumatic stress disorder and its treatment. Behaviour Research and Therapy, 39(4), 373-393.
26. Beck, A. T. (1976). Cognitive therapy and the emotional disorders. International Universities Press.
27. Lynn, S. J., Rhue, J. W., & Weekes, J. R. (1990). Hypnotic involuntariness : A social cognitive analysis. Psychological Review, 97(2), 169-184.

28. Bandura, A. (1991). Social cognitive theory of self-regulation. Organizational Behavior and Human Decision Processes, 50(2), 248-287.
29. Hilgard, E. R. (1977). Divided consciousness : Multiple controls in human thought and action. Wiley.
30. Tart, C. T. (1975). States of consciousness. E. P. Dutton.
31. Harmony, T. (2013). The functional significance of delta oscillations in cognitive processing. Frontiers in Integrative Neuroscience, 7, 83.
32. Thatcher, R. W., North, D., & Biver, C. (2005). EEG and intelligence : relations between EEG coherence, EEG phase delay and power. Clinical Neurophysiology, 116(9), 2129-2141.
33. Fries, P. (2005). A mechanism for cognitive dynamics : neuronal communication through neuronal coherence. Trends in Cognitive Sciences, 9(10), 474-480.
34. Davidson, R. J., Ekman, P., Saron, C. D., Senulis, J. A., & Friesen, W. V. (1990). Approach/withdrawal and cerebral asymmetry : emotional expression and brain physiology : I. Journal of Personality and Social Psychology, 58(2), 330-341.
35. Hilgard, J. R. (1974). Sequelae to hypnosis. International Journal of Clinical and Experimental Hypnosis, 22(4), 281-298.
36. Stahl, S. M. (2008). Stahl's essential psychopharmacology : neuroscientific basis and practical applications. Cambridge University Press.
37. Yalom, I. D., & Leszcz, M. (2005). The theory and practice of group psychotherapy. Basic Books.
38. Gruzelier, J. H. (2014). EEG-neurofeedback for optimising performance. I : A review of cognitive and affective outcome in healthy participants. Neuroscience & Biobehavioral Reviews, 44, 124-141.
39. Sterman, M. B. (2000). Basic concepts and clinical findings in the treatment of seizure disorders with EEG operant conditioning. Clinical Electroencephalography, 31(1), 45-55.
40. Peniston, E. G., & Kulkosky, P. J. (1989). Alpha-theta brainwave training and beta-endorphin levels in alcoholics.

Alcoholism : Clinical and Experimental Research, 13(2), 271-279.

41. Thatcher, R. W. (2000). EEG operant conditioning (biofeedback) and traumatic brain injury. Clinical Electroencephalography, 31(1), 38-44.

42. Zuberer, A., Brandeis, D., & Drechsler, R. (2015). Are treatment effects of neurofeedback training in children with ADHD related to the successful regulation of brain activity ? A review on the learning of regulation of brain activity and a contribution to the discussion on specificity. Frontiers in Human Neuroscience, 9, 135.

43. George, M. S., Lisanby, S. H., Avery, D., McDonald, W. M., Durkalski, V., Pavlicova, M., ... & Sackeim, H. A. (2010). Daily left prefrontal transcranial magnetic stimulation therapy for major depressive disorder : a sham-controlled randomized trial. Archives of General Psychiatry, 67(5), 507-516.

44. Larson, J., & Lynch, G. (1986). Induction of synaptic potentiation in hippocampus by patterned stimulation involves two events. Science, 232(4753), 985-988.

45. Wassermann, E. M. (1998). Risk and safety of repetitive transcranial magnetic stimulation : report and suggested guidelines from the International Workshop on the Safety of Repetitive Transcranial Magnetic Stimulation, June 5–7, 1996. Electroencephalography and Clinical Neurophysiology/Evoked Potentials Section, 108(1), 1-16.

46. Chen, R., Classen, J., Gerloff, C., Celnik, P., Wassermann, E. M., Hallett, M., & Cohen, L. G. (1997). Depression of motor cortex excitability by low-frequency transcranial magnetic stimulation. Neurology, 48(5), 1398-1403.

47. Jasper, H. H. (1958). The ten-twenty electrode system of the International Federation. Electroencephalography and Clinical Neurophysiology, 10, 370-375.

48. Nitsche, M. A., & Paulus, W. (2000). Excitability changes induced in the human motor cortex by weak transcranial direct current stimulation. Journal of Physiology, 527(3), 633-639.

49. Riva, G., Mantovani, F., Capideville, C. S., Preziosa, A., Morganti, F., Villani, D., ... & Alcañiz, M. (2007). Affective interactions using virtual reality : the link

between presence and emotions. CyberPsychology & Behavior, 10(1), 45-56.

50. Simons, D. J., & Rensink, R. A. (2005). Change blindness : past, present, and future. Trends in Cognitive Sciences, 9(1), 16-20.

51. Deutsch, D. (1999). The psychology of music. Academic Press.

52. Haans, A., & IJsselsteijn, W. A. (2012). Mediated social touch : a review of current research and future directions. Virtual Reality, 16(2), 85-95.

53. Fairclough, S. H. (2009). Fundamentals of physiological computing. Interacting with Computers, 21(1-2), 133-145.

54. Slater, M., & Sanchez-Vives, M. V. (2016). Enhancing our lives with immersive virtual reality. Frontiers in Robotics and AI, 3, 74.

55. Bohil, C. J., Alicea, B., & Biocca, F. A. (2011). Virtual reality in neuroscience research and therapy. Nature Reviews Neuroscience, 12(12), 752-762.

56. Riva, G., Baños, R. M., Botella, C., Wiederhold, B. K., & Gaggioli, A. (2012). Positive technology : using interactive technologies to promote positive functioning. Cyberpsychology, Behavior, and Social Networking, 15(2), 69-77.

57. Baus, O., & Bouchard, S. (2014). Moving from virtual reality exposure-based therapy to augmented reality exposure-based therapy : a review. Frontiers in Human Neuroscience, 8, 112.

VIII. Implications Philosophiques et Épistémologiques

VIII.1 Remise en question du modèle standard de la conscience

VIII.1.1 Limites des théories actuelles de la conscience

La théorie de l'espace de travail global de Baars -Global Workspace Theory- (1), qui postule que la conscience résulte de la diffusion d'informations à travers un réseau cortical intégré, peine à expliquer les états de transe où la conscience persiste malgré la désactivation massive du cortex préfrontal et la fragmentation des réseaux attentionnels.

L'Integrated Information Theory de Tononi –IIT- (2), qui quantifie la conscience par la mesure Φ (phi) d'intégration informationnelle, prédit paradoxalement une diminution de la conscience pendant la transe (réduction de Φ par désactivation préfrontale), contredisant l'expérience phénoménologique d'intensification de la conscience.

Le cadre théorique de Friston centré sur la minimisation de l'erreur de prédiction -Free Energy Principle- (3), ne peut pas facilement accommoder les expériences de transe qui impliquent souvent une tolérance accrue à l'imprévisibilité et une suspension des modèles prédictifs habituels.

VIII.1.2 Vers un modèle pluraliste de la conscience

Les données neurobiologiques de la transe suggèrent l'existence de modalités alternatives de conscience qui ne correspondent pas aux critères définitionnels standards -intégration, accès global, contrôle exécutif-. Cette multiplicité nécessite un modèle pluraliste reconnaissant différents « types » de conscience avec leurs substrats neurobiologiques spécifiques.

Plutôt qu'un phénomène unitaire, la conscience pourrait être conceptualisée comme un ensemble de processus modulaires -attention, métacognition, sens de soi- qui peuvent être dissociés et recomposés dans des configurations alternatives lors des états modifiés (4).

Les modèles hiérarchiques classiques (bottom-up/top-down) seraient remplacés par des modèles en réseau où l'émergence de la conscience résulte de patterns de connectivité dynamique plutôt que de l'activation de centres spécifiques (5).

VIII.2 Ontologie des états de conscience : Normal vs altéré

VIII.2.1 Déconstruction de la dichotomie normal/pathologique

L'étude comparative révèle que les états de conscience considérés comme « normaux » dans la culture occidentale moderne (vigilance analytique, contrôle exécutif, identité stable) représentent une configuration particulière, parmi d'autres possibles, historiquement et culturellement déterminée (6).

Loin d'être des dysfonctionnements, les états de transe présentent des valeurs adaptatives spécifiques : résolution créative de problèmes, traitement émotionnel intensif, cohésion sociale, régulation du stress. Leur universalité transculturelle suggère une fonction évolutive conservée (7).

Les véritables pathologies de la conscience (psychoses, dissociations traumatiques) peuvent être conceptualisées comme des déviations extrêmes de processus neurobiologiques normaux plutôt que comme des catégories qualitativement distinctes (8).

VIII.2.2 Épistémologie des états modifiés : autres modes de connaissance

La valorisation exclusive de la rationalité analytique comme mode de connaissance valide est remise en question par l'étude de la transse, qui révèle des modalités cognitives alternatives -intuition, insight, connaissance directe-, avec leurs propres critères de validité (9).

Les expériences vécues en transe (dissolution du moi, union mystique, voyages chamaniques) ne peuvent être réduites à de simples « hallucinations », mais constituent des données phénoménologiques légitimes qui enrichissent notre compréhension de la conscience humaine (10).

Plutôt que d'opposer rationalité et intuition, objectivité et subjectivité, l'étude neuroscientifique de la transe suggère la nécessité d'une épistémologie intégrative reconnaissant la complémentarité de différents modes de connaissance (11).

VIII.3 Implications pour les neurosciences cognitives

VIII.3.1 Méthodologie et objectifs de recherche

L'étude de la transe nécessite une approche méthodologique qui intègre les niveaux neurobiologique, psychologique, social et culturel, remettant en question le réductionnisme neuronal dominant en neurosciences cognitives (12).

Les recherches futures devront développer des paradigmes expérimentaux « écologiquement valides », qui préservent les dimensions contextuelles et relationnelles essentielles à l'émergence des états de transe authentiques (13).

L'investigation scientifique des pratiques spirituelles et rituelles soulève des questions éthiques complexes concernant le respect des traditions, le consentement éclairé, et la propriété intellectuelle des savoirs ancestraux (14).

VIII.3.2 Nouvelles perspectives théoriques

L'émergence de modèles basés sur la théorie des réseaux complexes et des systèmes dynamiques pourrait mieux rendre compte des transitions de phase observées lors des changements d'état de conscience (15).

Le développement d'une « neuroscience contemplative » intégrant méthodes scientifiques rigoureuses et sagesses traditionnelles pourrait révolutionner notre compréhension de la conscience et de ses potentialités (16).

La caractérisation des profils neurobiologiques individuels de susceptibilité à la transe ouvre la voie à une médecine personnalisée des états de conscience, optimisant les interventions thérapeutiques (17).

Références Bibliographiques

1. Baars, B. J. (1988). A cognitive theory of consciousness. Cambridge University Press.
2. Tononi, G. (2004). An information integration theory of consciousness. BMC Neuroscience, 5(1), 42.
3. Friston, K. (2010). The free-energy principle : a unified brain theory ? Nature Reviews Neuroscience, 11(2), 127-138.
4. Varela, F. J., Thompson, E., & Rosch, E. (1991). The embodied mind : Cognitive science and human experience. MIT Press.
5. Sporns, O. (2011). Networks of the brain. MIT Press.
6. Lutz, A., & Thompson, E. (2003). Neurophenomenology : Integrating subjective experience and brain dynamics in the neuroscience of consciousness. Journal of Consciousness Studies, 10(9-10), 31-52.

7. Winkelman, M. (2010). Shamanism : A biopsychosocial paradigm of consciousness and healing. Praeger.
8. Nijenhuis, E. R., & van der Hart, O. (2011). Dissociation in trauma : a new definition and comparison with previous formulations. Journal of Trauma & Dissociation, 12(4), 416-445.
9. James, W. (1902). The varieties of religious experience : A study in human nature. Longmans, Green, and Co.
10. Cardeña, E., & Winkelman, M. (Eds.). (2011). Altering consciousness : Multidisciplinary perspectives. Praeger.
11. Wilber, K. (2000). Integral psychology : Consciousness, spirit, psychology, therapy. Shambhala Publications.
12. Kirmayer, L. J., & Crafa, D. (2014). What kind of science for psychiatry ? Frontiers in Human Neuroscience, 8, 435.
13. Berkovich-Ohana, A., & Glicksohn, J. (2014). The consciousness state space (CSS)—a unifying model for consciousness and self. Frontiers in Psychology, 5, 341.
14. Charter of the Indigenous-Tribal Peoples of the Tropical Forests. (1992). Charter of the Indigenous-Tribal Peoples of the Tropical Forests. World Wide Fund for Nature.
15. Tognoli, E., & Kelso, J. S. (2014). The metastable brain. Neuron, 81(1), 35-48.
16. Davidson, R. J., & Kaszniak, A. W. (2015). Conceptual and methodological issues in research on mindfulness and meditation. American Psychologist, 70(7), 581-592.
17. Tagliazucchi, E., & Laufs, H. (2014). Decoding wakefulness levels from typical fMRI resting-state data reveals reliable drifts between wakefulness and sleep. Neuron, 82(3), 695-708.

IX. Etat de l'Art et Perspectives

IX.1 Synthèse des découvertes principales

Cette synthèse interdisciplinaire révèle que la transse, loin d'être un phénomène marginal, constitue une modalité fondamentale de l'organisation cérébrale humaine. Les principales découvertes peuvent être résumées selon trois axes convergents.

A- Malgré leur diversité culturelle, tous les états de transe partagent une architecture neurobiologique commune caractérisée par :

(1) La désactivation sélective du cortex préfrontal dorsolatéral,
(2) La dominance des oscillations thêta avec synchronisation interrégionale,
(3) L'hyperactivation du système limbique,
(4) La réorganisation des réseaux attentionnels.

Cette universalité suggère que la capacité de transe représente une disposition neurobiologique conservée au cours de l'évolution humaine.

B- Les techniques traditionnelles d'induction de transe (rythmes auditifs, substances aromatiques, suggestions rituelles, jeûne, isolation) exploitent avec une précision remarquable les propriétés intrinsèques du système nerveux. Cette sophistication, développée de manière empirique sur des millénaires, révèle une « neuroscience intuitive » des traditions qui anticipe et complète les découvertes scientifiques contemporaines.

C- La transe induit des modifications neuroplastiques durables qui sous-tendent ses effets thérapeutiques dans diverses pathologies (TSPT, troubles anxieux, addictions). Cette plasticité dirigée ouvre des perspectives innovantes pour la médecine psychiatrique et la promotion de la santé mentale.

IX.2 Limites actuelles et défis méthodologiques

L'évaluation rigoureuse des états subjectifs de transe reste un défi majeur. Les échelles phénoménologiques actuelles, développées principalement dans des contextes occidentaux, peuvent ne pas capturer adéquatement la richesse des expériences rapportées dans d'autres traditions culturelles. Il est donc nécessaire, pour une meilleure compréhension du phénomène, d'étendre le cadre expérimental.

Bien que cette étude ait identifié des mécanismes neurobiologiques universels, les variations culturelles spécifiques dans l'expression et l'interprétation des états de transe demeurent insuffisamment documentées. Des études comparatives systématiques impliquant différentes traditions rituelles sont nécessaires.

IX.3 Directions futures de recherche

IX.3.1 Innovations technologiques

Le développement de techniques d'imagerie combinant résolution spatiale et temporelle élevée (fMRI-EEG simultané, magnétoencéphalographie haute densité) permettra une caractérisation plus fine des dynamiques cérébrales rapides lors des transitions d'état de conscience.

L'IA et l'application d'algorithmes d'apprentissage automatique aux données neurophysiologiques complexes de la transe pourrait révéler des biomarqueurs subtils et prédire la réceptivité individuelle aux différentes techniques d'induction.

Les technologies BCI (Brain-Computer Interface) pourraient permettre le développement de systèmes d'induction de transe auto-adaptatifs, ajustant en temps réel les stimuli sensoriels aux réponses cérébrales individuelles. L'IA pourrait alors assurer le rôle de « chef d'orchestre Gnawa». La mesure en direct des paramètres physiologique du pratiquant, permettrait à l'IA de déterminer et d'indiquer le tempo idéal de musique propice à la phase de transe ou se trouve le pratiquant. L'IA déterminera aussi le moment de transition parfait pour un changement de phase et donc de rythme musical. L'orchestre n'aurait alors qu'à suivre les indications de l'IA « chef d'orchestre».

IX.3.2 Applications cliniques émergentes

La caractérisation des profils neurobiologiques individuels de réponse à la transe thérapeutique pourrait conduire à des protocoles de traitement personnalisés, optimisant l'efficacité tout en minimisant les risques.

L'intégration d'approches basées sur la transe dans les programmes de prévention pourrait renforcer la résilience psychologique et réduire l'incidence des troubles anxio-dépressifs

Les propriétés neuroplastiques de la transe pourraient être exploitées dans la réhabilitation post-AVC, favorisant la réorganisation fonctionnelle et la récupération de fonctions altérées.

IX.3.3 Questions fondamentales

L'universalité transculturelle de la transe soulève des questions sur son rôle dans l'évolution de la conscience humaine ? La capacité de modulation volontaire des états de conscience a-t-elle conféré des avantages adaptatifs spécifiques à notre espèce ?

Certaines caractéristiques de la transe (non-localité subjective, connexions atypiques, aperçus simultanés) pourraient éclairer les débats sur le rôle potentiel des phénomènes de similarité « quantique » dans la conscience.

L'approfondissement de notre compréhension des états de conscience modifiés pourrait conduire au développement d'interfaces technologiques permettant le partage ou la modulation externe d'expériences de conscience, soulevant des questions éthiques et philosophiques profondes.

IX.4 Implications sociétales et culturelles

IX.4.1 Reconnaissance des savoirs traditionnels

La confirmation neurobiologique de l'efficacité des techniques traditionnelles de transe légitime scientifiquement des millénaires de savoirs empiriques, contribuant à une réévaluation respectueuse des traditions spirituelles et thérapeutiques autochtones. Néanmoins, il faudrait interagir avec beaucoup de vigilance et de précaution avec les pratiques actuelles de ces savoirs. Il est à constater que les « professionnels du secteur » ne sont généralement plus les ascètes de jadis et ne mènent plus une vie austère. D'énormes quantités d'argent sont brassées par la pratique :

- Une Lila de Gnawa peut coûter jusqu'à 20 fois le smic net, notamment au Moussem (célébration annuelle) de Sidi Ali Ben Hamdouch.
- Les Cheiks soufis se déplacent dans les limousines les plus chères et certains possèdent même des yachts.
- L'exercice professionnel de la Roquia fait passer de la pauvreté à la richesse dans un laps de temps relativement court.

Comment distinguer alors la pratique sincère de la scénarisation lors d'une étude académique ?

IX.4.2 Impact sur les pratiques de santé mentale

L'intégration de la neurobiologie de la transe dans la formation des thérapeutes nécessitera une révision des programmes d'études en psychologie clinique et psychiatrie, incluant une sensibilisation aux dimensions culturelles et spirituelles de la santé mentale. L'interrogation philosophique fondamentale serait alors : faut-il maintenir, ou pas, la dimension mystique de la thérapie qui façonne la conviction du patient ? En effet, l'absence de cette dimension peut avoir pour conséquence le rejet inconscient de la thérapie clinique et donc son échec.

Une meilleure compréhension scientifique des états de transe pourrait contribuer à réduire la stigmatisation sociale des expériences de conscience modifiée, favorisant une approche plus nuancée et respectueuse de la diversité des expériences humaines.

X. Étude de Cas : La Lila de Gnawa

La Lila constitue l'un des rituels thérapeutiques les plus sophistiqués et complexes du patrimoine spirituel marocain (1). Cette cérémonie nocturne, pratiquée par la confrérie soufie Gnawa, représente bien plus qu'un simple rituel, elle constitue un véritable système thérapeutique holistique qui mobilise simultanément les dimensions psychologique, physiologique, sociale et spirituelle de l'être humain (2).

Les Gnawa, descendants d'esclaves originaires d'Afrique subsaharienne amenés au Maroc entre le XVIe et le XVIIe siècle (3), ont préservé et transmis un héritage culturel unique qui fusionne les traditions islamiques soufies avec les pratiques animistes ancestrales d'Afrique noire (4). Cette synthèse culturelle a donné naissance à un système rituel d'une remarquable sophistication, dont la Lila représente l'expression la plus aboutie (5).

Pour comprendre pleinement ce phénomène, une approche interdisciplinaire s'impose, combinant l'anthropologie religieuse, la sociologie, l'ethnomusicologie et les neurosciences cognitives (6). Cette analyse révèle comment un rituel traditionnel peut orchestrer des modifications neurobiologiques précises pour induire des états de conscience modifiés à des fins thérapeutiques (7).

Tout ce qui s'applique au cas de Gnawa, s'applique aux autres confréries musicales soufies (Hmadcha, Aissaoua, Jilala...etc.), les mécanismes neurologiques de transe étant exactement les mêmes (8).

X.1 Contextes Historique et Anthropologique

X.1.1 Les origines des Gnawa

La confrérie des Gnawa trouve ses racines dans l'histoire tragique de la traite négrière transsaharienne (9). Les populations déportées, principalement originaires du Soudan occidental -Mali, Niger, Tchad et Sénégal- (10), ont été contraintes de s'adapter à leur nouvelle réalité tout en préservant leur identité culturelle et spirituelle (11). Cette résistance culturelle s'est manifestée par la création d'un syncrétisme religieux unique, intégrant :

- Les croyances islamiques, adoptées soit par conviction, soit par nécessité d'intégration sociale (12)

- Les pratiques animistes ancestrales maintenues secrètement puis progressivement tolérées (13)
- Les traditions musicales et thérapeutiques d'Afrique subsaharienne (14)
- Les influences berbères et arabes du Maghreb (15)

Cette synthèse a donné naissance à une cosmologie complexe où les saints musulmans cohabitent avec les esprits ancestraux africains, créant un panthéon spirituel unique au monde (16).

X.1.2 La structure sociale Gnawa

La société Gnawa s'organise autour d'une hiérarchie initiatique stricte (17) :

Le Maâlem : Maître musicien, chanteur et guide spirituel, détenteur de la connaissance ésotérique et des techniques rituelles. Il est le seul autorisé à jouer du Sintir-Guembri et à diriger les cérémonies (18).

Les Qraqbi : Musiciens-chanteurs accompagnateurs maîtrisant les castagnettes métalliques (qraqeb), ils forment le chœur rythmique et vocal du rituel (19).

Les Mqaddma : Femmes initiatrices et guérisseuses, expertes dans l'art de l'interprétation des signes et de la prescription rituelle (20).

Les Adeptes : Participants réguliers ou occasionnels aux cérémonies, souvent en quête de guérison, de développement spirituel, ou simples spectateurs (21).

X.2 Le scénario du rituel : architecture sacrée et acteurs spirituels

X.2.1 Préparation et mise en scène

La Lila nécessite une préparation minutieuse qui commence plusieurs jours avant la cérémonie (22). Cette préparation comprend :

-La purification de l'espace : Le lieu choisi (généralement une maison privée, un mausolée ou un espace communautaire) est nettoyé et purifié selon des protocoles précis (23). Des fumigations d'encens (principalement le Jawi - oliban, mais aussi le benjoin, la myrrhe et d'autres résines aromatiques) sont effectuées pour chasser les influences négatives et créer une atmosphère propice à la manifestation des Mlouk (24).

-La décoration symbolique : L'espace est orné de tissus aux couleurs spécifiques correspondant aux différents Mlouk (25). Ces couleurs ne sont pas arbitraires mais correspondent à un système symbolique complexe :

- Le blanc évoque la pureté, la paix et la guidance spirituelle
- Le noir représente la protection et les mystères cachés
- Le rouge symbolise la force, la passion et l'énergie vitale
- Le jaune est associé à la purification, à la guérison de maladies
- Le violet/mauve évoque la royauté spirituelle et la transformation (26)

-La préparation des offrandes : Selon les Mlouk à invoquer, des offrandes spécifiques sont préparées : lait, miel, dattes, parfums, tissus colorés, bijoux, etc. Ces offrandes ne sont pas des cadeaux mais une invitation d'honneur, afin d'établir des « ponts » de communication avec le monde spirituel (27).

X.2.2 Les Mlouk : Panthéon spirituel et archétypes psychologiques

Le système des Mlouk constitue le cœur de la cosmologie Gnawa (28). Ces entités ne doivent pas être comprises comme de simples « démons » ou « esprits » au sens occidental, mais plutôt comme des archétypes psycho-spirituels représentant différents aspects de la condition humaine et des forces naturelles (29).

X.2.2.1 Famille blanche (La sainteté et la guidance)

Cette famille regroupe les saints musulmans et les guides spirituels soufis (30). Elle comprend notamment :

- Moulay Abdelkader Jilani (prononcé Jilali) : Saint patron des Gnawa, protecteur et guide (grand maitre soufi Irakien 1077-1165, connu comme le sultan des saints)
- Sidi Bilal : Premier muezzin de l'Islam et compagnon notoire du prophète (il était noir de peau et ancien esclave)
- Lalla Fatima Zohra : fille du prophète et ancêtre de tous les chorfas (descendance du prophète) du monde musulman (31)

Manifestations cliniques : Les incarnations par cette famille se caractérisent par des mouvements lents et majestueux, une expression sereine, et souvent des paroles de sagesse ou de bénédiction (32).

X.2.2.2 Famille noire

Représentant les énergies chthoniennes et les mystères de la terre, cette famille comprend (33) :

- Aïcha Qandicha : Figure maternelle ambivalente (Mmima : mère), protectrice mais aussi dangereuse
- Sidi Moussa : Esprit des forêts et de la nature sauvage (Moul Ghaba)

Manifestations cliniques : Incarnations caractérisées par des mouvements saccadés, parfois violents, une gestuelle évoquant la terre et les racines, des vocalisations gutturales (34).

X.2.2.3 Famille rouge

Cette famille incarne la force, le combat spirituel et la protection active (35) :

- Sidi Hammou : Guerrier spirituel et protecteur
- Lalla Mimouna : Guerrière féminine, protectrice des opprimés

Manifestations cliniques : Danses martiales, cris de guerre, gestuelle de combat, parfois simulation de maniement d'armes (36).

X.2.2.4 Famille jaune

Famille ambivalente représentant à la fois la maladie et la guérison (37) :

- Lalla Mira (ou Mira) : Maîtresse de la jaunisse et des maladies du foie
- Sidi Mbarek : Guérisseur spécialisé dans les affections cutanées
- Lalla Jmila : Esprit de la beauté et des troubles de l'apparence

Manifestations cliniques : Tremblements, mouvements évoquant la maladie puis la guérison, parfois simulation de douleur suivie de soulagement (38).

X.2.2.5 Famille violette/mauve

Représentant le pouvoir et la royauté spirituels (39) :

- Lalla Malika : Reine spirituelle, maîtresse des transformations
- Sidi Sultan : Roi des esprits, maître des initiations
- Lalla Hajja : Matrone spirituelle, guide des pèlerinages intérieurs

Manifestations cliniques : Mouvements royaux et majestueux, port altier, gestuelle évoquant la noblesse et l'autorité spirituelle (40).

X.3 L'Environnement sensoriel : Inducteurs de l'état modifié de conscience

X.3.1 L'architecture sensorielle du rituel

La Lila mobilise l'ensemble du spectre sensoriel pour créer un environnement propice à l'induction de la transe (41). Cette orchestration sensorielle n'est pas laissée au hasard mais obéit à des principes précis (42) :

X.3.1.1 Stimulation olfactive

L'encens joue un rôle crucial dans l'induction de l'état de transe (43). Les neurosciences révèlent que le système olfactif est directement connecté au système limbique, siège des émotions et de la mémoire (44). Les parfums utilisés comprennent:

- Jawi (Benjoin) : Favorisant la relaxation et l'ouverture spirituelle
- Al Oud (Bois d'Agar ou d'Aloès) : Apaisant le mental et favorisant la méditation (45)

X.3.1.2 Stimulation visuelle

L'éclairage tamisé par les bougies crée une atmosphère particulière qui favorise la relaxation du cortex préfrontal (46). Les flammes vacillantes induisent un phénomène de « fascination » qui facilite l'entrée en transe (47). Les couleurs des tissus agissent comme des « ancres visuelles » programmant le cerveau à reconnaître et interpréter les différentes phases de possession selon le code colorimétrique Gnawa (48).

X.3.1.3 Stimulation tactile

La proximité physique des participants, le contact avec les tissus sacrés, et l'onction avec les parfums, créent une stimulation tactile constante qui renforce l'ancrage corporel du rituel (49).

X.3.2 La Topographie sacrée

Le choix du lieu n'est jamais anodin (50). Les lieux privilégiés comprennent :

-Les mausolées : Tombes de saints vénérés comme Moulay Idriss, Sidi Ali Ben Hamdouch, Moulay Brahim...etc. Ces lieux sont considérés comme des « portes » entre les mondes visible et invisible, des zones de haute densité spirituelle où la communication avec les Mlouk est facilitée (51).

-Les sources et points d'eau : L'eau étant considérée comme purifiante et conductrice d'énergie spirituelle, les rituels près des sources sont réputés particulièrement puissants (52).

X.4 La Musique : Neurochimie du rythme et pharmacologie acoustique

X.4.1 L'instrumentarium thérapeutique

Pour invoquer un Mlouk particulier, les Gnawa interprètent la partition musicale qui lui est associée (53).

Chaque instrument de l'orchestre Gnawa possède une fonction neuropharmacologique spécifique (54).

X.4.1.1 Le Sintir-Guembri

Cet instrument à trois cordes, taillé dans un tronc d'arbre évidé et recouvert d'une peau de chèvre ou de veau, produit des fréquences basses (entre 60 et 250 Hz) qui ont des effets physiologiques spécifiques (55) :

- Résonance corporelle : Ces fréquences correspondent aux rythmes biologiques naturels -rythme cardiaque, ondes cérébrales alpha- (56)
- Stimulation vagale : Les vibrations basses stimulent le nerf vague, induisant une réponse parasympathique -relaxation, diminution du stress- (57)
- Synchronisation neuronale : Les rythmes répétitifs facilitent l'entraînement des ondes cérébrales (58)

X.4.1.2 Les Qraqeb (grandes castagnettes métalliques à double ventre)

Ces instruments produisent des fréquences hautes (59) qui :

- Maintiennent l'éveil : Empêchent l'endormissement pendant la transe
- Synchronisent le groupe : Créent une cohérence rythmique collective
- Stimulent l'attention : Focalisent l'écoute et maintiennent la concentration (60)

X.4.1.3 Ettbal (Tambour de diamètre 60-80 cm)

Utilisé uniquement lors de l'entrée des Gnawa au lieu de la Lila, pas en cours (61).

X.4.2 Les phases neuro-acoustiques de la Lila : Synchronisation des oscillations cérébrales

L'analyse neuro-musicologique révèle que la progression rythmique du morceau musical Gnawa suit une séquence précise d'entraînement neural, synchronisant les oscillations cérébrales selon un protocole sophistiqué d'induction de transe (62).

X.4.2.1 Phase 1 : Synchronisation alpha et désactivation préfrontale

Caractéristiques musicales:

- Tempos spécifiques : 88-100 battements par minute (BPM) (1,4 - 1,6 Hz fondamental)
- Correspondance neuronale : Synchronisation avec les ondes alpha (8-12 Hz) via harmoniques
- Conversion fréquentielle : Les rythmes de base, multipliés par facteurs entiers, atteignent la plage alpha
- Structure rythmique : Patterns répétitifs et hypnotiques
- Volume progressif : Crescendo contrôlé pour l'entraînement graduel (63)

Processus neurobiologiques :

- Entraînement neural alpha : Synchronisation des oscillations corticales sur 8-12 Hz (64)
- Activation parasympathique : Diminution du rythme cardiaque et de la pression artérielle (65)
- Réduction préfrontale dorsolatérale : Désactivation progressive du contrôle cognitif (66)
- État de relaxation focalisée : Attention soutenue avec diminution de l'analyse critique
- Libération de GABA : Neurotransmetteur inhibiteur facilitant le lâcher-prise (67)

X.4.2.2 Phase 2 : Entraînement thêta et activation limbique

Caractéristiques musicales :

- Tempos spécifiques : 120-134 BPM (2,0 - 2,2 Hz fondamental)
- Correspondance neuronale : Synchronisation avec les ondes thêta (4-7Hz)

- Mécanisme d'induction : Les fréquences auditives autour de 4 Hz induisent directement l'état thêta
- Complexification rythmique : Patterns polyrythmiques des Qraqeb
- Interactions harmoniques : Superposition de rythmes créant des battements (68)

Processus neurobiologiques :

- Entraînement neural thêta : Synchronisation hippocampique et limbique sur 4-7 Hz (69)
- État de méditation profonde : Introspection accrue et créativité stimulée (70)
- Hyperactivation amygdalienne : Amplification des réponses émotionnelles (71)
- Facilitation mnésique : Accès privilégié aux souvenirs et expériences archétypiques (72)
- Libération dopaminergique : Activation du circuit de récompense et motivation continue (73)

X.4.2.3 Phase 3 : Synchronisation bêta-gamma et dissolution du soi

Caractéristiques musicales :

- Tempos élevés : 150+ BPM (2,5+ Hz fondamental)
- Correspondance neuronale : Entraînement bêta (13-30 Hz) et gamma (30-100+ Hz) via harmoniques et sous-harmoniques
- Interactions fréquentielles complexes : Battements et intermodulations rythmiques
- Intensité sonore maximale : Stimulation auditive massive
- Polyrythmes désynchronisés : Patterns rythmiques multiples créant des interférences constructives (74)

Processus neurobiologiques :

- Synchronisation bêta-gamma : Hyper-connectivité interrégionale et conscience élargie (75)
- Concentration intense : Focalisation extrême sur l'expérience musicale immédiate (76)
- Fonctions cognitives supérieures : Activation paradoxale malgré la dissolution du contrôle volontaire (77)
- Désactivation du cortex cingulaire antérieur : Perte du sentiment d'identité personnelle (78)

- État de « flow » transcendant : Fusion complète avec l'expérience musicale et spirituelle (présence du Mlouk) (79)
- Libération massive d'endorphines : Analgésie naturelle et euphorie intense visible sur le visage du pratiquant (80)

X.4.2.4 Phase 4 : Résolution et réintégration

Caractéristiques musicales : Arrêt brutal de la musique, avec répétition de prières pour le prophète (81).

Processus neurobiologiques :

- Réactivation progressive du cortex préfrontal : Retour du contrôle cognitif (82)
- Normalisation de l'activité limbique : Apaisement des réponses émotionnelles (83)
- Libération de sérotonine : Neurotransmetteur de la sérénité et du bien-être (84)
- Consolidation mnésique : Intégration de l'expérience dans la mémoire à long terme (85)

Situation critique : Parfois le pratiquant ne retrouve pas son état « normal ». Il tombe de tout son poids sur le sol et son corps se raidit. L'interprétation mystique est qu'il a été possédé par un Mlouk non invoqué musicalement. Le Maâlem doit alors deviner de quel Mlouk il s'agit et lui interpréter le morceau qui lui correspond. Si la nouvelle partition est bien choisie, le pratiquant se relève et reprend la transe, sinon il reste par terre, il faut alors changer de partition (86).

Processus neurobiologique : La réactivation complète du cortex préfrontal ne se fait pas et le retour au contrôle cognitif est altéré. La répétition fait alors repasser le pratiquant par les 4 phases rythmiques et donc neurobiologiques, jusqu'à réactivation totale du cortex préfrontal (87).

X.5 L'Entraînement neural : Fondements scientifiques de l'efficacité rituelle

X.5.1 Définition et mécanismes de l'entraînement neural

L'entraînement neural (neural entrainment) constitue le mécanisme neurophysiologique central expliquant l'efficacité de la musique Gnawa dans l'induction de transe (88). Ce phénomène, formellement défini par

Lakatos et al. (2019), désigne la capacité des oscillations neuronales cérébrales à se synchroniser avec des stimuli rythmiques externes (89).

X.5.2 Bases Neurophysiologiques

Synchronisation Oscillatoire : Le cerveau fonctionne selon des patterns d'activité rythmique mesurés en Hertz (Hz), correspondant aux cycles par seconde (90). Ces oscillations ne sont pas aléatoires mais organisent l'activité neuronale selon différentes bandes de fréquence :

- Delta (0,5-4 Hz) : Sommeil profond, processus inconscients
- Thêta (4-8 Hz) : Méditation, créativité, accès à l'inconscient
- Alpha (8-12 Hz) : Relaxation éveillée, état de réceptivité
- Bêta (12-30 Hz) : Attention focalisée, traitement cognitif
- Gamma (30-100+ Hz) : Conscience unifiée, intégration sensorielle (91)

Conversion BPM-Hz : Le rythme, mesurée en battements par minute (BPM), peut influencer ces oscillations selon la formule : Hz = BPM ÷ 60. Cependant, l'entraînement s'effectue aussi via harmoniques (multiples entiers de la fréquence fondamentale) et sous-harmoniques (divisions de la fréquence) (92).

X.5.3 Mécanismes de résonance cérébrale

X.5.3.1 Synchronisation directe

Certaines fréquences musicales correspondent directement aux bandes cérébrales. Ainsi, un rythme de 240 BPM (4 Hz) synchronise directement les ondes thêta, induisant des états méditatifs profonds (93).

X.5.3.2 Synchronisation harmonique

Les rythmes Gnawa utilisent principalement cette modalité. Un tempo de 120 BPM (2 Hz) génère des harmoniques à 4 Hz (thêta), 8 Hz (alpha), 16 Hz (bêta), permettant une synchronisation multi-bandes simultanée (94).

X.5.3.3 Battements binauraux et intermodulations

La superposition de rythmes différents (Sentir + qraqeb) crée des patterns d'interférence qui génèrent des fréquences de battement correspondant aux oscillations cérébrales cibles (95).

X.5.4 Spécificités de l'architecture rythmique Gnawa

X.5.4.1 Progression séquentielle optimisée

Chaque partition musicale suit une séquence d'entraînement progressif (96) :

1. Phase Alpha (88-100 BPM) : Induction de relaxation et ouverture réceptive
2. Phase Thêta (120-134 BPM) : Accès aux couches profondes de l'inconscient
3. Phase Bêta-Gamma (150+ BPM) : Intégration transcendante et conscience élargie

X.5.4.2 Facteurs de potentialisation

L'efficacité de l'entraînement neural est considérablement amplifiée par les facteurs psychoculturels (97). Les participants Gnawa, imprégnés des croyances et attentes traditionnelles, présentent une prédisposition cognitive qui facilite la synchronisation neuronale (98). Le pratiquant sait à quels Mlouk il est rattaché et est donc prédisposé à entrer en transe quand la partition correspondante démarre.

La recherche révèle des variabilités individuelles de réceptivité et des différences individuelles significatives dans la capacité d'entraînement (99) :

- Prédispositions génétiques : Certains polymorphismes génétiques influencent la sensibilité à l'hypnose et à la dissociation (100)
- Différences neurologiques : Variations dans l'architecture cérébrale affectant la connectivité interrégionale (101)
- Traits de personnalité : L'ouverture à l'expérience et la capacité de « lâcher-prise » corrèlent positivement avec la susceptibilité à la transe (102)

Les « esprits sceptiques » ou « trop analytiques » peuvent ériger des barrières cognitives qui inhibent l'entraînement neural. L'hyperactivité du cortex préfrontal dorsolatéral maintient un contrôle conscient qui s'oppose à la synchronisation automatique (103). L'absence d'arrière-plan culturel et l'observation analytique des rites expliquent pourquoi les étrangers à la culture Gnawa (les Occidentaux par exemple) n'entrent pas en transe quand ils assistent à la Lila.

X.5.5 La Neurochimie de l'extase et l'entraînement oscillatoire

L'efficacité de la musique Gnawa résulte de l'interaction complexe entre l'entraînement neural et les cascades neurochimiques qu'elle déclenche (104) :

X.5.5.1 Le Système dopaminergique et l'entraînement bêta

- Mécanisme : Les rythmes dans la bande bêta (120-150 BPM) synchronisent les oscillations du circuit de récompense (105)
- Activation : Les patterns répétitifs et l'anticipation musicale stimulent la libération phasique de dopamine (106)
- Effets observés : Motivation intense à continuer la danse, sensation de plaisir crescendo, renforcement de l'expérience rituelle
- Corrélation oscillatoire : Les pics dopaminergiques coïncident avec les phases de synchronisation bêta maximale (107)

X.5.5.2 Le système endorphinergique et la résonance gamma

- Mécanisme : L'exercice physique intense combiné à la synchronisation gamma (30-100+ Hz) déclenche la libération d'endorphines (195)
- Activation : Les tempos élevés (150+ BPM) avec leurs harmoniques gammas activent les récepteurs opioïdes endogènes (109)
- Effets observés : Analgésie profonde, euphorie transcendante, sensation de « high » naturel prolongé
- Généralisation : La progression rythmique constatée chez l'ensemble des groupes de musique mystique marocaine (Aissawa, Hmadcha, Jilala, Ahl Touat...etc.) optimise le timing de libération pour maintenir l'état extatique (110).

X.5.5.3 Le système sérotoninergique et l'harmonie alpha-thêta

- Mécanisme : La transition alpha-thêta (88-134 BPM) module les circuits sérotoninergiques (111)
- Activation : La synchronisation thêta facilite la libération de sérotonine dans l'hippocampe et le cortex temporal (112)

- Effets observés : Altérations perceptuelles contrôlées, dissolution des barrières ego-non ego, expériences « mystiques »
- Spécificité temporelle : Les modifications sérotoninergiques suivent précisément la courbe d'entraînement thêta (113)

X.5.5.4 Le système GABAergique et l'induction alpha

- Mécanisme : Les rythmes lents (88-100 BPM) favorisent la production de GABA via l'entraînement alpha (114)
- Activation : La synchronisation alpha renforce l'activité GABAergique inhibitrice (115)
- Effets observés : Réduction de l'anxiété et désactivation préfrontale, facilitant l'entrée en transe
- Rôle temporel : Phase préparatoire essentielle conditionnant la réceptivité aux phases ultérieures (116)

X.6 Les modifications de la connectivité cérébrale

Les neurosciences modernes révèlent que la transe induit des modifications profondes dans la connectivité cérébrale (117).

X.6.1 Le réseau du mode par défaut (Default Mode Network)

Fonction normale : Maintien du sens de soi, autoréférence, pensée introspective (118).

Modifications en transe : Désactivation partielle ou complète, expliquant la perte du sentiment d'identité personnelle et l'expérience de « dissolution du moi » (119).

X.6.2 Le réseau attentionnel exécutif

Fonction normale : Contrôle attentionnel, planification et inhibition (120)

Modifications en transe : Hyperactivation initiale puis désactivation progressive, permettant d'abord la focalisation puis l'abandon du contrôle conscient (121).

X.6.3 Le réseau de saillance

Fonction normale : Détection et priorisation des stimuli importants (122).

Modifications en transe : Recalibrage pour donner priorité aux stimuli rituels -musique, mouvements, sensations spirituelles- (123).

X.7 Facteurs de variabilité individuelle et prédispositions neuropsychologiques

X.7.1 Typologie des réceptivités à la transse

La recherche neuro-musicologique révèle que la réponse à l'entraînement neural varie considérablement selon les profils neuropsychologiques individuels(124). Cette variabilité s'explique par plusieurs facteurs convergents (125).

X.7.1.1 Prédispositions neurobiologiques

Variations de Connectivité Cérébrale : Les études de neuro-imagerie révèlent des différences architecturales significatives entre les individus « hypno-susceptibles » et les résistants (126) :

-Connectivité fronto-pariétale : Les sujets réceptifs présentent une connectivité réduite entre cortex préfrontal et pariétal, facilitant la dissociation (127)

-Volume hippocampique : Corrélation positive entre volume hippocampique et capacité d'entraînement thêta (128). Cette caractéristique est déterminée génétiquement et donc susceptible d'être transmissible.

-Épaisseur corticale : Les variations dans l'épaisseur du cortex cingulaire antérieur prédisent la facilité de dissolution du soi (129). Cette caractéristique est déterminée génétiquement et donc susceptible d'être transmissible.

-Polymorphismes génétiques : Certains variants génétiques influencent directement la susceptibilité à la transe (130) :

*Gènes dopaminergiques : Variants du récepteur D2 affectant la sensibilité aux rythmes (131)

*Gènes sérotoninergiques : Polymorphismes du transporteur de sérotonine modulant les états modifiés de conscience (132)

*Gènes GABAergiques : Variations dans les récepteurs GABA conditionnant la capacité de lâcher-prise (133)

X.7.1.2 Facteurs psychologiques et cognitifs

La capacité de lâcher-prise neurologique ou «suspension du jugement critique» correspond à une désactivation contrôlée du cortex préfrontal dorsolatéral (134). Cette capacité varie selon:

- Flexibilité cognitive : Aptitude à alterner entre modes de pensée analytique et intuitif (135)

- Tolérance à l'ambiguïté : Capacité à accepter des expériences sans les catégoriser immédiatement (136)
- Style attentionnel : Préférence pour l'attention focalisée vs distribuée (137)

Les profils de résistance cognitive ou « esprits sceptiques/trop analytiques » présentent des patterns neuraux caractéristiques (138) :

- Hyperactivité préfrontale : Maintien excessif du contrôle conscient inhibant l'entraînement automatique (139)
- Vigilance critique accrue : Activation continue des réseaux attentionnels exécutifs (140)
- Rigidité cognitive : Difficulté à sortir des patterns de pensée habituels (141)

X.7.2 L'ancrage culturel comme amplificateur neural

L'efficacité de l'entraînement neural est dramatiquement potentialisée par l'ancrage culturel (142). Les initiés Gnawa bénéficient de :

- Scripts comportementaux préétablis : Patterns de réponse automatisés facilitant l'expression de la transe (143)
- Cartographie symbolique intégrée : Système de référence permettant d'interpréter et structurer l'expérience (144)
- Validation sociale anticipée : Attente de reconnaissance communautaire réduisant les résistances psychologiques (145)

La pratique rituelle répétée induit des modifications structurelles (146) :

- Facilitation synaptique : Renforcement des circuits impliqués dans l'entraînement neural (147)
- Myélinisation sélective : Amélioration de la transmission dans les voies de synchronisation (148)
- Neurogenèse hippocampique : Stimulation de la production de nouveaux neurones favorisant l'accès aux états modifiés (149)

X.7.3 Modèle prédictif de la réceptivité

L'intégration de ces facteurs permet d'établir un modèle prédictif de la réceptivité individuelle (150) :

Profil optimal :

- Connectivité fronto-pariétale réduite
- Polymorphismes génétiques favorables
- Ouverture psychologique élevée
- Ancrage culturel fort
- Expérience rituelle préalable (151)

Profil de résistance :

- Hyperconnectivité préfrontale
- Variants génétiques défavorables
- Rigidité cognitive
- Scepticisme culturel
- Absence d'expérience transcendante (152)

L'expérience subjective de la « possession » dans la Lila Gnawa suit généralement un pattern reconnaissable (153) :

X.7.3.1 Phase prodromique

- Sensation de « présence » ou de « pression »
- Modifications de la perception temporelle et spatiale
- Augmentation de la sensibilité sensorielle
- Sentiment d'anticipation ou d'appréhension (154)

X.7.3.2 Phase d'installation

- Perte progressive du contrôle volontaire des mouvements
- Changements dans la voix et l'expression faciale
- Adoption de comportements caractéristiques du Mlouk
- Sensation de « retrait » de la personnalité habituelle (155)

X.7.3.3 Phase de manifestation pleine

- Expression complète de la personnalité du Mlouk
- Communication en « possession » (paroles, gestes, danses spécifiques)
- Interactions avec l'assemblée selon le caractère du Mlouk
- Résolution de problèmes ou délivrance de messages (156)

X.7.3.4 Phase de résolution

- Retour de la conscience ordinaire
- Période d'amnésie partielle ou totale

- Sensation de purification et de renouveau
- Réintégration dans le groupe social (157)

X.8 Les mécanismes cognitifs de l'interprétation

X.8.1 La théorie de l'attribution causale

Le cerveau en état de transe cherche constamment à donner un sens aux expériences inhabituelles qu'il vit (158). Dans le contexte Gnawa, le cadre interprétatif fourni par la tradition permet d'attribuer ces expériences à l'intervention des Mlouk, plutôt qu'à des processus neurobiologiques (159).

X.8.2 Le rôle des attentes et des croyances

Les « attentes perceptuelles » (perceptual sets) conditionnent largement l'expérience de transse (160). Un participant Gnawa ne « verra » pas n'importe quel Mlouk, mais celui que son bagage culturel et les circonstances rituelles le préparent à rencontrer (161).

X.8.3 La validation sociale de l'expérience

L'expérience individuelle de transe n'acquiert sa pleine signification que si elle a la validation collective (162). La communauté, représentée par le Maâlem et les autres participants, confirme la « réalité » de la possession en reconnaissant les signes authentiques du Mlouk manifesté (163).

X.9 Fonctions thérapeutiques et sociales de la Lila

X.9.1 La catharsis émotionnelle

La Lila fonctionne comme un puissant mécanisme de catharsis permettant l'expression et la résolution de conflits psychologiques (164).

X.9.1.1 Libération des traumatismes

Expression corporelle : Le corps devient le medium d'expression de traumatismes indicibles (165)

Reconstitution thérapeutique : Reviviscence contrôlée et ritualisée d'expériences traumatiques (166)

Réparation symbolique : Les Mlouk offrent protection et guérison aux blessures psychiques (167)

X.9.1.2 Régulation émotionnelle

La « possession » permet d'exprimer socialement des émotions habituellement réprimées. Les différents Mlouk offrent des modèles alternatifs de réponse émotionnelle (169) et l'expérience répétée de la transe renforce la capacité d'adaptation psychologique (170).

X.9.2 La restructuration identitaire

X.9.2.1 Exploration de soi multidimensionnelle

La « possession alternée » par différents Mlouk permet d'explorer différentes facettes de la personnalité (171) :

- Aspects refoulés : Expression d'aspects de la personnalité normalement inhibés
- Potentialités inexploitées : Découverte et développement de nouvelles capacités
- Réconciliation des contraires : Intégration d'aspects apparemment contradictoires du soi (172)

X.9.2.2 Reconstruction narrative

La relation avec les Mlouk offre une nouvelle grille de lecture de l'histoire personnelle, notamment la justification des échecs par l'influence externe (173), le sentiment de retrouver un contrôle « indirect » sur sa destinée à travers la relation avec les Mlouk (174), et la projection vers l'avenir où les Mlouk offrent guidance et protection pour les défis futurs. C'est l'assurance apaisante d'une protection efficace (175).

X.10 Le pacte mystique et la neurobiologie

X.10.1 Le phénomène de « Sevrage Rituel »

L'obligation culturelle de participer à au moins une Lila par an chez les adeptes Gnawa ne relève pas uniquement de prescription mystique, mais correspond à une nécessité neurobiologique profonde (176). L'abandon ou l'interruption prolongée de la pratique rituelle génère des conséquences pathologiques spécifiques, non comme conséquence de la rupture du pacte avec le Mlouk possesseur, mais explicables par les mécanismes de neuro-plasticité et de conditionnement neural (177).

X.10.1.1 La dépendance aux états modifiés de conscience

La pratique régulière de la transe induit des modifications durables dans les systèmes de neurotransmetteurs (178). Les pratiquants développent progressivement une « signature neurochimique » caractérisée par :

- Sensibilisation dopaminergique : Augmentation de la densité des récepteurs D2 dans le circuit de récompense, créant une dépendance aux pics dopaminergiques rituels (179)
- Régulation endorphinergique adaptée : Le système opioïde endogène s'adapte aux libérations massives d'endorphines, réduisant la production basale (180)
- Recalibrage sérotoninergique : Les récepteurs 5-HT2A, impliqués dans les expériences transcendantes, voient leur sensibilité modifiée par l'exposition répétée (181)

L'entraînement neural répété induit des modifications structurelles permanentes (182) :

- Facilitation synaptique : Renforcement des connexions impliquées dans la synchronisation oscillatoire (183)
- Modifications de la substance blanche : Amélioration de la connectivité entre régions impliquées dans l'entraînement (184)
- Neurogenèse hippocampique stimulée : Production accrue de nouveaux neurones facilitant l'accès aux états modifiés (185)

X.10.1.2 Conséquences Pathologiques de l'Interruption

L'arrêt brutal de la pratique rituelle génère un déséquilibre des systèmes de neurotransmetteurs (186).

*Manifestations dopaminergiques :

- Anhédonie ritualisée : Perte de plaisir spécifiquement liée aux activités musicales et communautaires (187)
- Dysthymie spirituelle : État dépressif centré sur la perte de connexion transcendante (188)
- Comportements de recherche compulsive : Tentatives désespérées de retrouver l'expérience perdue (189)

*Dysfonctionnements endorphinergiques :

- Hyperalgésie compensatoire : Augmentation de la sensibilité à la douleur physique et psychique (190)
- Anhédonie généralisée : Incapacité à ressentir du plaisir dans les activités ordinaires (191)

- Troubles de l'humeur cycliques : Alternance entre épisodes dépressifs et recherche frénétique d'activation (192)

*Déséquilibres sérotoninergiques :

- Altérations perceptuelles persistantes : Difficultés dans le traitement sensoriel et émotionnel (193)
- Troubles de la régulation circadienne : Perturbations du sommeil et des rythmes biologiques (194)
- Réduction de la neuroplasticité : Diminution de la capacité d'adaptation cognitive (195)

X.10.2 Manifestations cliniques du sevrage rituel

X.10.2.1 Symptômes physiques

L'abandon de l'entraînement neural régulier perturbe les oscillations cérébrales naturelles (196) :

- Des troubles du sommeil apparaissent, avec Difficultés d'endormissement, sommeil fragmenté et cauchemars récurrents (197)
- Dysrégulation autonome : Palpitations, variations tensionnelles, troubles digestifs (198)
- Fatigue chronique : Épuisement lié à la désorganisation des rythmes circadiens (199)
- Douleurs somatiques : Céphalées, tensions musculaires , douleurs articulaires sans cause organique (200)

Le cerveau, privé de sa stimulation rythmique habituelle, devient hyperréactif (201) :

- Hyperacousie : Intolérance aux sons, particulièrement aux rythmes
- Photophobie : Sensibilité excessive à la lumière
- Allodynie : Douleur provoquée par des stimuli tactiles normalement non douloureux (202)

X.10.2.2 Symptômes psychologiques

La perte d'accès aux expériences transcendantes fragilise la structure identitaire (203) :

- Questionnement existentiel profond, perte de sens
- Sentiment d'exclusion de la communauté mystique
- Impossibilité à ressentir les émotions spirituelles habituelles (204)

Les modifications neuroplastiques induisent des dysfonctionnements cognitifs (205) :

- Difficultés attentionnelles : Incapacité à maintenir l'attention soutenue
- Troubles mnésiques : Difficultés d'accès aux souvenirs liés aux expériences transcendantes
- Rigidité cognitive : Perte de la flexibilité mentale développée par la pratique (206)

X.10.3 Mécanismes de guérison par reprise du culte

Le diagnostic mystique des troubles liés à l'interruption de la transe rituelle indique que les Mlouk se vengent de la rupture unilatérale du pacte qui les lie au pratiquant. La guérison des syndromes ne peut intervenir que si le pratiquant honore à nouveau les Mlouk à travers la reprise de la transe mystique.

X.10.3.1 Restauration neurochimique

La reprise de la transe permet la restauration progressive des équilibres neurochimiques (207).

*Récupération dopaminergique :

- Resensibilisation des récepteurs : Retour progressif de la sensibilité aux stimuli rituels (208)
- Restauration du tonus basal : Amélioration de l'humeur de base (209)
- Réactivation motivationnelle : Retour de l'investissement dans les activités communautaires (210)

*Normalisation endorphinergique :

- Recalibrage des seuils : Ajustement progressif de la production endogène (211)
- Réduction de l'hyperalgésie : Diminution de la sensibilité douloureuse (212)
- Restauration de l'euphorie naturelle : Capacité retrouvée à ressentir le plaisir (231)

X.10.3.2 Réorganisation neuroplastique

Les connexions facilitées par l'entraînement neural se réactivent rapidement (214) :

- Mémoire synaptique : Les connexions renforcées conservent une trace durable facilitant la resynchronisation (215)
- Plasticité de récupération : Le cerveau développe de nouvelles connexions compensatoires (216)
- Neurogenèse réactivée : Stimulation de la production de nouveaux neurones (217)

X.11 Conclusion

La Lila Gnawa révèle la sophistication remarquable des systèmes thérapeutiques traditionnels et constitue un exemple paradigmatique de « technologie neurologique » empiriquement développée (218). L'analyse neuromusicologique démontre que cette cérémonie orchestre de manière précise et reproductible des modifications oscillatoires cérébrales selon un protocole optimisé d'entraînement neural (219).

La Lila Gnawa nous enseigne que les traditions millénaires recèlent souvent une sagesse empirique qui anticipe les découvertes scientifiques contemporaines (220).

L'entraînement neural par les rythmes Gnawa démontre que la guérison pathologique mobilise l'ensemble des ressources humaines - biologiques, psychologiques, sociales et spirituelles - selon des protocoles d'une sophistication remarquable, développés et affinés à travers des siècles d'expérimentation empirique collective (221).

Références Bibliographiques

1. Hell, B. (2002). Le tourbillon des génies : Au Maroc avec les Gnawa. Flammarion.
2. Rouget, G. (1990). La musique et la transe : Esquisse d'une théorie générale des relations de la musique et de la possession. Gallimard.
3. Chottin, A. (1938). Tableau de la musique marocaine. Paul Geuthner.
4. Kapchan, D. (2007). Traveling Spirit Masters : Moroccan Gnawa Trance and Music in the Global Marketplace. Wesleyan University Press.
5. Pâques, V. (1991). La religion des esclaves : Recherches sur la confrérie marocaine des Gnawa. Edisud.
6. Chernoff, J. M. (1979). African Rhythm and African Sensibility. University of Chicago Press.

7. Vaitl, D., et al. (2005). Psychobiology of altered states of consciousness. Psychological Bulletin, 131(1), 98-127.
8. During, J. (1988). Musique et extase : L'audition mystique dans la tradition soufie. Albin Michel.
9. Hunwick, J. (2003). Timbuktu and the Songhay Empire. Brill Academic Publishers.
10. Savage, E. (1997). The Human Commodity : Perspectives on the Trans-Saharan Slave Trade. Frank Cass.
11. Rosenberger, B. (1970). Les vieilles exploitations minières et les anciennes populations du Tafilalet. Revue de Géographie du Maroc, 17, 71-108.
12. Hamès, C. (2007). L'art talismanique en Islam d'Afrique occidentale. Maisonneuve & Larose.
13. Brenner, L. (1985). Réflexions sur le savoir islamique en Afrique de l'Ouest. Presses Universitaires de Bordeaux.
14. Janzen, J. M. (1992). Ngoma : Discourses of Healing in Central and Southern Africa. University of California Press.
15. Cornell, V. J. (1998). Realm of the Saint : Power and Authority in Moroccan Sufism. University of Texas Press.
16. Crapanzano, V. (1973). The Hamadsha : A Study in Moroccan Ethnopsychiatry. University of California Press.
17. Schuyler, P. D. (1981). A folk musical system and cultural identity : The Gnāwa musicians of Morocco. Ethnomusicology, 25(3), 381-416.
18. Lortat-Jacob, B. (1980). Musique et fêtes au Haut-Atlas. Mouton.
19. Wendt, C. (2007). Hearing Gnawa music : Moroccan roots, global routes. Ethnomusicology, 51(2), 200-232.
20. Mernissi, F. (1977). Women, saints, and sanctuaries. Signs, 3(1), 101-112.
21. Claisse, P. (1996). Les Gnawa du Maroc. Cahiers de musiques traditionnelles, 9, 135-153.
22. Westermarck, E. (1926). Ritual and Belief in Morocco. Macmillan.
23. Gellner, E. (1969). Saints of the Atlas. Weidenfeld & Nicolson.
24. Busquet, G. (1946). Les parfums et l'encens dans les coutumes marocaines. Hespéris, 33, 413-456.
25. Eickelman, D. F. (1976). Moroccan Islam : Tradition and Society in a Pilgrimage Center. University of Texas Press.

26. Turner, V. (1967). The Forest of Symbols. Cornell University Press.
27. Mauss, M. (1950). Sociologie et anthropologie. Presses Universitaires de France.
28. Hell, B. (1999). Possession et chamanisme : Les maîtres du désordre. Flammarion.
29. Jung, C. G. (1968). Man and His Symbols. Dell Publishing.
30. Trimingham, J. S. (1971). The Sufi Orders in Islam. Oxford University Press.
31. Michon, J.-L. (1991). Introduction to Sufi Doctrine. World Wisdom Books.
32. Lewis, I. M. (1971). Ecstatic Religion : A Study of Shamanism and Spirit Possession. Routledge.
33. Zempleni, A. (1966). La dimension thérapeutique du culte des rab. Psychopathologie africaine, 2(3), 295-439.
34. Bourguignon, E. (1976). Possession. Chandler & Sharp Publishers.
35. Eliade, M. (1964). Shamanism : Archaic Techniques of Ecstasy. Princeton University Press.
36. Métraux, A. (1958). Le vaudou haïtien. Gallimard.
37. Turner, V. (1968). The Drums of Affliction. Oxford University Press.
38. Leiris, M. (1958). La possession et ses aspects théâtraux chez les Éthiopiens de Gondar. L'Homme.
39. de Heusch, L. (1971). Pourquoi l'épouser ? et autres essais. Gallimard.
40. Bastide, R. (1958). Le candomblé de Bahia. Mouton.
41. Needham, R. (1967). Percussion and transition. Man, 2(4), 606-614.
42. Blacking, J. (1973). How Musical Is Man ?. University of Washington Press.
43. Koen, B. D. (2009). The Oxford Handbook of Medical Ethnomusicology. Oxford University Press.
44. Herz, R. S. (2004). A naturalistic analysis of autobiographical memories triggered by olfactory visual and auditory stimuli. Chemical Senses, 29(3), 217-224.
45. Battaglia, S. (2003). The use of essential oils in psycho-aromatherapy. International Journal of Clinical Aromatherapy, 1(1), 15-21.

46. Clayton, M., Sager, R., & Will, U. (2005). In time with the music : The concept of entrainment and its significance for ethnomusicology. European Meetings in Ethnomusicology, 11, 3-142.
47. Herbert, R. (2011). Everyday music listening : Absorption, dissociation and trancing. Ashgate Research Companion to Popular Musicology, 147-165.
48. Gibson, J. J. (1979). The Ecological Approach to Visual Perception. Houghton Mifflin.
49. Montagu, A. (1971). Touching : The Human Significance of the Skin. Columbia University Press.
50. Eliade, M. (1959). The Sacred and the Profane. Harcourt, Brace & World.
51. Brown, L. K. (1976). The Dancing Body in Renaissance Choreography. Dance Books.
52. Bachelard, G. (1942). L'eau et les rêves. José Corti.
53. Racy, A. J. (2003). Making Music in the Arab World : The Culture and Artistry of Tarab. Cambridge University Press.
54. Becker, J. (2004). Deep Listeners : Music, Emotion, and Trancing. Indiana University Press.
55. Fletcher, N. H., & Rossing, T. D. (1998). The Physics of Musical Instruments. Springer.
56. Will, U., & Berg, E. (2007). Brain wave synchronization and entrainment to periodic acoustic stimuli. Neuroscience Letters, 424(1), 55-60.
57. Thayer, J. F., & Lane, R. D. (2009). Claude Bernard and the heart–brain connection : Further elaboration of a model of neurovisceral integration. Neuroscience & Biobehavioral Reviews, 33(2), 81-88.
58. Large, E. W., & Snyder, J. S. (2009). Pulse and meter as neural resonance. Annals of the New York Academy of Sciences, 1169(1), 46-57.
59. Moore, B. C. (2012). An Introduction to the Psychology of Hearing. Brill.
60. Särkämö, T., & Soto, D. (2012). Music listening after stroke : beneficial effects and potential neural mechanisms. Annals of the New York Academy of Sciences, 1252(1), 266-281.

61. Rouget, G. (1985). Music and Trance : A Theory of the Relations between Music and Possession. University of Chicago Press.
62. Lakatos, P., Gross, J., & Thut, G. (2019). A new unifying account of the roles of neuronal entrainment. Current Biology, 29(18), R890-R905.
63. Moelants, D. (2002). Preferred tempo reconsidered. Proceedings of the 7th International Conference on Music Perception and Cognition, 580-583.
64. Klimesch, W. (1999). EEG alpha and theta oscillations reflect cognitive and memory performance : a review and analysis. Brain Research Reviews, 29(2-3), 169-195.
65. Thayer, J. F., & Brosschot, J. F. (2005). Psychosomatics and psychopathology : looking up and down from the brain. Psychoneuroendocrinology, 30(10), 1050-1058.
66. Brewer, J. A., Worhunsky, P. D., Gray, J. R., Tang, Y. Y., Weber, J., & Kober, H. (2011). Meditation experience is associated with differences in default mode network activity and connectivity. Proceedings of the National Academy of Sciences, 108(50), 20254-20259.
67. Petty, F. (1995). GABA and mood disorders : a brief review and hypothesis. Journal of Affective Disorders, 34(4), 275-281.
68. Nozaradan, S., Peretz, I., Missal, M., & Mouraux, A. (2011). Tagging the neuronal entrainment to beat and meter. Journal of Neuroscience, 31(28), 10234-10240.
69. Cantero, J. L., Atienza, M., Stickgold, R., Kahana, M. J., Madsen, J. R., & Kocsis, B. (2003). Sleep-dependent θ oscillations in the human hippocampus and neocortex. Journal of Neuroscience, 23(34), 10897-10903.
70. Kounios, J., & Beeman, M. (2009). The Aha! moment : The cognitive neuroscience of insight. Current Directions in Psychological Science, 18(4), 210-216.
71. LeDoux, J. E. (2000). Emotion circuits in the brain. Annual Review of Neuroscience, 23(1), 155-184.
72. Squire, L. R., & Kandel, E. R. (2009). Memory : From Mind to Molecules. Scientific American Library.
73. Schultz, W. (2007). Multiple dopamine functions at different time courses. Annual Review of Neuroscience, 30, 259-288.

74. Fries, P. (2015). Rhythms for cognition : communication through coherence. Neuron, 88(1), 220-235.
75. Singer, W. (2013). Cortical dynamics revisited. Trends in Cognitive Sciences, 17(12), 616-626.
76. Csikszentmihalyi, M. (1990). Flow : The Psychology of Optimal Experience. Harper & Row.
77. Dehaene, S., & Changeux, J. P. (2011). Experimental and theoretical approaches to conscious processing. Neuron, 70(2), 200-227.
78. Northoff, G., & Bermpohl, F. (2004). Cortical midline structures and the self. Trends in Cognitive Sciences, 8(3), 102-107.
79. Dietrich, A. (2003). Functional neuroanatomy of altered states of consciousness : the transient hypofrontality hypothesis. Consciousness and Cognition, 12(2), 231-256.
80. Boecker, H., Sprenger, T., Spilker, M. E., Henriksen, G., Koppenhoefer, M., Wagner, K. J., ... & Tolle, T. R. (2008). The runner's high : opioidergic mechanisms in the human brain. Cerebral Cortex, 18(11), 2523-2531.
81. Eliade, M. (1951). Le chamanisme et les techniques archaïques de l'extase. Payot.
82. Posner, M. I., & Petersen, S. E. (1990). The attention system of the human brain. Annual Review of Neuroscience, 13(1), 25-42.
83. Davidson, R. J., & Lutz, A. (2008). Buddha's brain : neuroplasticity and meditation. IEEE Signal Processing Magazine, 25(6), 176-188.
84. Young, S. N. (2007). How to increase serotonin in the human brain without drugs. Journal of Psychiatry & Neuroscience, 32(6), 394-399.
85. McGaugh, J. L. (2000). Memory--a century of consolidation. Science, 287(5451), 248-251.
86. Frecska, E., & Kulcsar, Z. (1989). Social bonding in the modulation of the physiology of ritual trance. Ethos, 17(1), 70-87.
87. Cardeña, E. (2005). The phenomenology of deep hypnosis : quiescent and physically active. International Journal of Clinical and Experimental Hypnosis, 53(1), 37-59.
88. Thaut, M. H., & Hoemberg, V. (Eds.). (2014). Handbook of Neurologic Music Therapy. Oxford University Press.

89. Lakatos, P., Shah, A. S., Knuth, K. H., Ulbert, I., Karmos, G., & Schroeder, C. E. (2005). An oscillatory hierarchy controlling neuronal excitability and stimulus processing in the auditory cortex. Journal of Neurophysiology, 94(3), 1904-1911.
90. Buzsáki, G. (2006). Rhythms of the Brain. Oxford University Press.
91. Herrmann, C. S., Strüber, D., Helfrich, R. F., & Engel, A. K. (2016). EEG oscillations : from correlation to causality. International Journal of Psychophysiology, 103, 12-21.
92. Moelants, D. (2002). Preferred tempo reconsidered. Proceedings of the 7th International Conference on Music Perception and Cognition, 580-583.
93. Huang, T. L., & Charyton, C. (2008). A comprehensive review of the psychological effects of brainwave entrainment. Alternative Therapies in Health and Medicine, 14(5), 38-50.
94. Will, U., & Berg, E. (2007). Brain wave synchronization and entrainment to periodic acoustic stimuli. Neuroscience Letters, 424(1), 55-60.
95. Oster, G. (1973). Auditory beats in the brain. Scientific American, 229(4), 94-102.
96. Clayton, M. (2012). What is entrainment ? Definition and applications in musical research. Empirical Musicology Review, 7(1-2), 49-56.
97. Kirschner, S., & Tomasello, M. (2010). Joint music making promotes prosocial behavior in 4-year-old children. Evolution and Human Behavior, 31(5), 354-364.
98. Winkelman, M. (2000). Shamanism : The Neural Ecology of Consciousness and Healing. Bergin & Garvey.
99. Ott, U., Reuter, M., Hennig, J., & Vaitl, D. (2005). Evidence for a common biological basis of the absorption trait, hallucinogen effects, and positive symptoms : epistasis between 5-HT2a and COMT polymorphisms. American Journal of Medical Genetics Part B : Neuropsychiatric Genetics, 137(1), 29-32.
100. Sommer, M., Döhnel, K., Sodian, B., Meinhardt, J., Thoermer, C., & Hajak, G. (2007). Neural correlates of true and false belief reasoning. NeuroImage, 35(3), 1378-1384.

101. Lutz, A., Slagter, H. A., Dunne, J. D., & Davidson, R. J. (2008). Attention regulation and monitoring in meditation. Trends in Cognitive Sciences, 12(4), 163-169.
102. McCrae, R. R., & Costa Jr, P. T. (1997). Personality trait structure as a human universal. American Psychologist, 52(5), 509-516.
103. Gruzelier, J. H. (2000). Redefining hypnosis : theory, methods and integration. Contemporary Hypnosis, 17(2), 51-70.
104. Zatorre, R. J., & Salimpoor, V. N. (2013). From perception to pleasure : music and its neural substrates. Proceedings of the National Academy of Sciences, 110(Supplement 2), 10430-10437.
105. Salimpoor, V. N., Benovoy, M., Larcher, K., Dagher, A., & Zatorre, R. J. (2011). Anatomically distinct dopamine release during anticipation and experience of peak emotion to music. Nature Neuroscience, 14(2), 257-262.
106. Wise, R. A. (2004). Dopamine, learning and motivation. Nature Reviews Neuroscience, 5(6), 483-494.
107. Mas-Herrero, E., Zatorre, R. J., Rodriguez-Fornells, A., & Marco-Pallarés, J. (2014). Dissociation between musical and monetary reward responses in specific musical anhedonia. Current Biology, 24(6), 699-704.
108. Sforza, A., Bufalari, I., Haggard, P., & Aglioti, S. M. (2010). My face in yours : Visuo-tactile facial stimulation influences sense of identity. Social Neuroscience, 5(2), 148-162.
109. Goldberg, I. I., Harel, M., & Malach, R. (2006). When the brain loses its self : prefrontal inactivation during sensorimotor processing. Neuron, 50(2), 329-339.
110. Becker, J. (2001). Anthropological perspectives on music and emotion. Music and Emotion : Theory and Research, 135-160.
111. Carhart-Harris, R. L., & Friston, K. J. (2010). The default-mode, ego-functions and free-energy : a neurobiological account of Freudian ideas. Brain, 133(4), 1265-1283.
112. Vollenweider, F. X., & Kometer, M. (2010). The neurobiology of psychedelic drugs : implications for the treatment of mood disorders. Nature Reviews Neuroscience, 11(9), 642-651.

113. Carhart-Harris, R. L., Erritzoe, D., Williams, T., Stone, J. M., Reed, L. J., Colasanti, A., ... & Nutt, D. J. (2012). Neural correlates of the psychedelic state as determined by fMRI studies with psilocybin. Proceedings of the National Academy of Sciences, 109(6), 2138-2143.
114. Möhler, H. (2012). The GABA system in anxiety and depression and its therapeutic potential. Neuropharmacology, 62(1), 42-53.
115. Sanacora, G., Mason, G. F., Rothman, D. L., Behar, K. L., Hyder, F., Petroff, O. A., ... & Krystal, J. H. (1999). Reduced cortical γ-aminobutyric acid levels in depressed patients determined by proton magnetic resonance spectroscopy. Archives of General Psychiatry, 56(11), 1043-1047.
116. Petitmengin, C., van Beek, M., Bitbol, M., Nissou, J. M., & Roepstorff, A. (2017). What is it like to meditate ? Methods and issues for a micro-phenomenological description of meditative experience. Journal of Consciousness Studies, 24(5-6), 170-198.
117. Carhart-Harris, R. L., & Nutt, D. J. (2017). Serotonin and brain function : a tale of two receptors. Journal of Psychopharmacology, 31(9), 1091-1120.
118. Raichle, M. E. (2015). The brain's default mode network. Annual Review of Neuroscience, 38, 433-447.
119. Carhart-Harris, R. L., Leech, R., Hellyer, P. J., Shanahan, M., Feilding, A., Tagliazucchi, E., ... & Nutt, D. (2014). The entropic brain : a theory of conscious states informed by neuroimaging research with psychedelic drugs. Frontiers in Human Neuroscience, 8, 20.
120. Corbetta, M., & Shulman, G. L. (2002). Control of goal-directed and stimulus-driven attention in the brain. Nature Reviews Neuroscience, 3(3), 201-215.
121. Tang, Y. Y., & Posner, M. I. (2009). Attention training and attention state training. Trends in Cognitive Sciences, 13(5), 222-227.
122. Menon, V., & Uddin, L. Q. (2010). Saliency, switching, attention and control : a network model of insula function. Brain Structure and Function, 214(5-6), 655-667.
123. Vago, D. R., & Zeidan, F. (2016). The brain on silent : mind-wandering, mindful awareness, and states of mental

tranquility. Annals of the New York Academy of Sciences, 1373(1), 96-113.
124. Tellegen, A., & Atkinson, G. (1974). Openness to absorbing and self-altering experiences, a trait related to hypnotic susceptibility. Journal of Abnormal Psychology, 83(3), 268-277.
125. Lifshitz, M., Aubert Bonn, N., Fischer, A., Kashem, I. F., & Raz, A. (2013). Using suggestions to modulate automatic processes : from Stroop to McGurk and beyond. Cortex, 49(2), 463-473.
126. Hoeft, F., Gabrieli, J. D., Whitfield-Gabrieli, S., Haas, B. W., Bammer, R., Menon, V., & Spiegel, D. (2012). Functional brain basis of hypnotizability. Archives of General Psychiatry, 69(10), 1064-1072.
127. Raz, A., Fan, J., & Posner, M. I. (2005). Hypnotic suggestion reduces conflict in the human brain. Proceedings of the National Academy of Sciences, 102(28), 9978-9983.
128. Ellamil, M., Dobson, C., Beeman, M., & Christoff, K. (2012). Evaluative and generative modes of thought during the creative process. NeuroImage, 59(2), 1783-1794.
129. Terhune, D. B., Cardeña, E., & Lindgren, M. (2011). Dissociative tendencies and individual differences in high-order cognitive abilities. Cognitive Neuropsychology, 28(6), 404-426.
130. Ott, U., Reuter, M., Hennig, J., & Vaitl, D. (2005). Evidence for a common biological basis of the absorption trait, hallucinogen effects, and positive symptoms : epistasis between 5-HT2a and COMT polymorphisms. American Journal of Medical Genetics Part B : Neuropsychiatric Genetics, 137(1), 29-32.
131. Reuter, M., Roth, S., Holve, K., & Hennig, J. (2006). Identification of first candidate genes for creativity : a pilot study. Brain Research, 1069(1), 190-197.
132. Caspi, A., Sugden, K., Moffitt, T. E., Taylor, A., Craig, I. W., Harrington, H., ... & Poulton, R. (2003). Influence of life stress on depression : moderation by a polymorphism in the 5-HTT gene. Science, 301(5631), 386-389.
133. Enoch, M. A. (2008). The role of GABA A receptors in the development of alcoholism. Pharmacology Biochemistry and Behavior, 90(1), 95-104.

134. Kallio, S., Revonsuo, A., Hämäläinen, H., Markela, J., & Gruzelier, J. (2001). Anterior brain functions and hypnosis : a test of the frontal hypothesis. International Journal of Clinical and Experimental Hypnosis, 49(2), 95-108.
135. Guilford, J. P. (1967). The Nature of Human Intelligence. McGraw-Hill.
136. Budner, S. (1962). Intolerance of ambiguity as a personality variable. Journal of Personality, 30(1), 29-50.
137. Posner, M. I., & Rothbart, M. K. (2007). Research on attention networks as a model for the integration of psychological science. Annual Review of Psychology, 58, 1-23.
138. Gruzelier, J. H. (2006). Frontal functions, connectivity and neural efficiency underpinning hypnosis and hypnotic susceptibility. Contemporary Hypnosis, 23(1), 15-32.
139. Crawford, H. J., & Gruzelier, J. H. (1992). A midstream view of the neuropsychophysiology of hypnosis : Recent research and future directions. Contemporary Hypnosis Research, 227-266.
140. Jensen, M. P., Adachi, T., Tomé-Pires, C., Lee, J., Osman, Z. J., & Miró, J. (2011). Mechanisms of hypnotic analgesia : current findings and future directions of research. International Journal of Clinical and Experimental Hypnosis, 59(3), 327-349.
141. Jamieson, G. A., & Woody, E. Z. (2007). Dissociated control as a paradigm for cognitive neuroscience research and theorizing in hypnosis. The Oxford Handbook of Hypnosis, 111-156.
142. Kirsch, I. (1985). Response expectancy as a determinant of experience and behavior. American Psychologist, 40(11), 1189-1202.
143. Barber, T. X. (1969). Hypnosis : A Scientific Approach. Van Nostrand Reinhold.
144. Spanos, N. P. (1991). A sociocognitive approach to hypnosis. Theories of Hypnosis : Current Models and Perspectives, 324-361.
145. Lynn, S. J., Rhue, J. W., & Weekes, J. R. (1990). Hypnotic involuntariness : A social cognitive analysis. Psychological Review, 97(2), 169-184.
146. Doidge, N. (2007). The Brain That Changes Itself. Viking.

147. LTP Kandel, E. R., Schwartz, J. H., & Jessell, T. M. (2000). Principles of Neural Science. McGraw-Hill.
148. Fields, R. D. (2008). White matter in learning, cognition and psychiatric disorders. Trends in Neurosciences, 31(7), 361-370.
149. Kempermann, G., Kuhn, H. G., & Gage, F. H. (1997). More hippocampal neurons in adult mice living in an enriched environment. Nature, 386(6624), 493-495.
150. Green, J. P., Barabasz, A. F., Barrett, D., & Montgomery, G. H. (2005). Forging ahead : the 2003 APA Division 30 definition of hypnosis. International Journal of Clinical and Experimental Hypnosis, 53(3), 259-264.
151. Spiegel, H., & Spiegel, D. (2004). Trance and Treatment : Clinical Uses of Hypnosis. American Psychiatric Publishing.
152. Hilgard, E. R. (1965). Hypnotic Susceptibility. Harcourt, Brace & World.
153. Cardeña, E., & Winkelman, M. (2011). Altering Consciousness : Multidisciplinary Perspectives. Praeger.
154. Tart, C. T. (1969). Altered States of Consciousness. Wiley.
155. Ludwig, A. M. (1966). Altered states of consciousness. Archives of General Psychiatry, 15(3), 225-234.
156. Farthing, G. W. (1992). The Psychology of Consciousness. Prentice Hall.
157. Winkelman, M. J. (2010). Shamanism : A Biopsychosocial Paradigm of Consciousness and Healing. Praeger.
158. Kelley, H. H. (1967). Attribution theory in social psychology. Nebraska Symposium on Motivation, 15, 192-238.
159. Spanos, N. P., & Gottlieb, J. (1979). Demonic possession, mesmerism, and hysteria : a social psychological perspective on their historical interrelations. Journal of Abnormal Psychology, 88(5), 527-546.
160. Neisser, U. (1976). Cognition and Reality : Principles and Implications of Cognitive Psychology. W.H. Freeman.
161. Sarbin, T. R., & Coe, W. C. (1972). Hypnosis : A Social Psychological Analysis of Influence Communication. Holt, Rinehart & Winston.
162. Berger, P. L., & Luckmann, T. (1966). The Social Construction of Reality. Doubleday.

163. Goffman, E. (1956). The Presentation of Self in Everyday Life. University of Edinburgh Social Sciences Research Centre.
164. Breuer, J., & Freud, S. (1895). Studies on Hysteria. Hogarth Press.
165. van der Kolk, B. A. (2014). The Body Keeps the Score. Viking.
166. Levine, P. A. (1997). Waking the Tiger : Healing Trauma. North Atlantic Books.
167. Herman, J. L. (1992). Trauma and Recovery. Basic Books.
168. Ekman, P. (1992). An argument for basic emotions. Cognition & Emotion, 6(3-4), 169-200.
169. Gross, J. J. (2002). Emotion regulation : affective, cognitive, and social consequences. Psychophysiology, 39(3), 281-291.
170. Bonanno, G. A. (2004). Loss, trauma, and human resilience : have we underestimated the human capacity to thrive after extremely aversive events ? American Psychologist, 59(1), 20-28.
171. Markus, H., & Nurius, P. (1986). Possible selves. American Psychologist, 41(9), 954-969.
172. Jung, C. G. (1959). The Archetypes and the Collective Unconscious. Princeton University Press.
173. McAdams, D. P. (2001). The psychology of life stories. Review of General Psychology, 5(2), 100-122.
174. Bandura, A. (2006). Agency and human development. Journal of Cognitive Education and Psychology, 5(2), 95-118.
175. Antonovsky, A. (1987). Unraveling the Mystery of Health. Jossey-Bass.
176. Robinson, T. E., & Berridge, K. C. (1993). The neural basis of drug craving : an incentive-sensitization theory of addiction. Brain Research Reviews, 18(3), 247-291.
177. Koob, G. F., & Le Moal, M. (1997). Drug abuse : hedonic homeostatic dysregulation. Science, 278(5335), 52-58.
178. Nestler, E. J. (2005). Is there a common molecular pathway for addiction ? Nature Neuroscience, 8(11), 1445-1449.
179. Volkow, N. D., Wang, G. J., Fowler, J. S., Tomasi, D., & Telang, F. (2011). Addiction : beyond dopamine reward

circuitry. Proceedings of the National Academy of Sciences, 108(37), 15037-15042.
180. Koob, G. F., & Bloom, F. E. (1988). Cellular and molecular mechanisms of drug dependence. Science, 242(4879), 715-723.
181. Nichols, D. E. (2004). Hallucinogens. Pharmacology & Therapeutics, 101(2), 131-181.
182. Draganski, B., Gaser, C., Busch, V., Schuierer, G., Bogdahn, U., & May, A. (2004). Neuroplasticity : changes in grey matter induced by training. Nature, 427(6972), 311-312.
183. Hebb, D. O. (1949). The Organization of Behavior : A Neuropsychological Theory. Wiley.
184. Zatorre, R. J., Fields, R. D., & Johansen-Berg, H. (2012). Plasticity in gray and white : neuroimaging changes in brain structure during learning. Nature Neuroscience, 15(4), 528-536.
185. van Praag, H., Christie, B. R., Sejnowski, T. J., & Gage, F. H. (1999). Running enhances neurogenesis, learning, and long-term potentiation in mice. Proceedings of the National Academy of Sciences, 96(23), 13427-13431.
186. American Psychiatric Association. (2013). Diagnostic and Statistical Manual of Mental Disorders (5th ed.). American Psychiatric Publishing.
187. Koob, G. F., & Volkow, N. D. (2010). Neurocircuitry of addiction. Neuropsychopharmacology, 35(1), 217-238.
188. Carhart-Harris, R. L., & Goodwin, G. M. (2017). The therapeutic potential of psychedelic drugs : past, present, and future. Neuropsychopharmacology, 42(11), 2105-2113.
189. Koob, G. F., & Le Moal, M. (2008). Addiction and the brain antireward system. Annual Review of Psychology, 59, 29-53.
190. Leknes, S., & Tracey, I. (2008). A common neurobiology for pain and pleasure. Nature Reviews Neuroscience, 9(4), 314-320.
191. Berridge, K. C., & Robinson, T. E. (1998). What is the role of dopamine in reward : hedonic impact, reward learning, or incentive salience ? Brain Research Reviews, 28(3), 309-369.

192. Post, R. M. (1992). Transduction of psychosocial stress into the neurobiology of recurrent affective disorder. American Journal of Psychiatry, 149(8), 999-1010.
193. Geyer, M. A., & Vollenweider, F. X. (2008). Serotonin research : contributions to understanding psychoses. Trends in Pharmacological Sciences, 29(9), 445-453.
194. Mistlberger, R. E., & Skene, D. J. (2004). Social influences on mammalian circadian rhythms : animal and human studies. Biological Reviews, 79(3), 533-556.
195. Cirelli, C., & Tononi, G. (2008). Is sleep essential ? PLoS Biology, 6(8), e216.
196. Buzsáki, G., & Draguhn, A. (2004). Neuronal oscillations in cortical networks. Science, 304(5679), 1926-1929.
197. Walker, M. P. (2009). The role of sleep in cognition and emotion. Annals of the New York Academy of Sciences, 1156(1), 168-197.
198. Thayer, J. F., & Lane, R. D. (2000). A model of neurovisceral integration in emotion regulation and dysregulation. Journal of Affective Disorders, 61(3), 201-216.
199. Dijk, D. J., & Czeisler, C. A. (1995). Contribution of the circadian pacemaker and the sleep homeostat to sleep propensity, sleep structure, electroencephalographic slow waves, and sleep spindle activity in humans. Journal of Neuroscience, 15(5), 3526-3538.
200. Melzack, R., & Wall, P. D. (1965). Pain mechanisms : a new theory. Science, 150(3699), 971-979.
201. Schafer, S. M., Kragel, P. A., Therrien, N., Mitt, R. A., Kecskemeti, S. R., & Wager, T. D. (2018). Conditioned placebo analgesia persists when subjects know they are receiving a placebo. Journal of Pain, 19(4), 412-420.
202. Woolf, C. J. (2011). Central sensitization : implications for the diagnosis and treatment of pain. Pain, 152(3), S2-S15.
203. Erikson, E. H. (1950). Childhood and Society. Norton.
204. Frankl, V. E. (1946). Man's Search for Meaning. Beacon Press.
205. Kahneman, D. (2011). Thinking, Fast and Slow. Farrar, Straus and Giroux.
206. Diamond, A. (2013). Executive functions. Annual Review of Psychology, 64, 135-168.

207. Hölzel, B. K., Carmody, J., Vangel, M., Congleton, C., Yerramsetti, S. M., Gard, T., & Lazar, S. W. (2011). Mindfulness practice leads to increases in regional brain gray matter density. Psychiatry Research : Neuroimaging, 191(1), 36-43.

208. Grace, A. A., Floresco, S. B., Goto, Y., & Lodge, D. J. (2007). Regulation of firing of dopaminergic neurons and control of goal-directed behaviors. Trends in Neurosciences, 30(5), 220-227.

209. Drevets, W. C., Price, J. L., & Furey, M. L. (2008). Brain structural and functional abnormalities in mood disorders : implications for neurocircuitry models of depression. Brain Structure and Function, 213(1-2), 93-118.

210. Ryan, R. M., & Deci, E. L. (2000). Self-determination theory and the facilitation of intrinsic motivation, social development, and well-being. American Psychologist, 55(1), 68-78.

211. Fields, H. L., Hjelmstad, G. O., Margolis, E. B., & Nicola, S. M. (2007). Ventral tegmental area neurons in learned appetitive behavior and positive reinforcement. Annual Review of Neuroscience, 30, 289-316.

212. Tracey, I., & Mantyh, P. W. (2007). The cerebral signature for pain perception and its modulation. Neuron, 55(3), 377-391.

213. Peciña, S., & Berridge, K. C. (2005). Hedonic hot spot in nucleus accumbens shell : where do μ-opioids cause increased hedonic impact of sweetness ? Journal of Neuroscience, 25(50), 11777-11786.

214. Squire, L. R., & Kandel, E. R. (2009). Memory : From Mind to Molecules. Scientific American Library.

215. Martin, S. J., Grimwood, P. D., & Morris, R. G. (2000). Synaptic plasticity and memory : an evaluation of the hypothesis. Annual Review of Neuroscience, 23(1), 649-711.

216. May, A., Hajak, G., Gänssbauer, S., Steffens, T., Langguth, B., Kleinjung, T., & Eichhammer, P. (2007). Structural brain alterations following 5 days of intervention : a possible role of grey matter plasticity. Cerebral Cortex, 17(11), 2480-2485.

217. Kempermann, G., Song, H., & Gage, F. H. (2015). Neurogenesis in the adult hippocampus. Cold Spring Harbor Perspectives in Biology, 7(9), a018812.
218. Winkelman, M. (2000). Shamanism : The Neural Ecology of Consciousness and Healing. Bergin & Garvey.
219. Rouget, G. (1985). Music and Trance : A Theory of the Relations between Music and Possession. University of Chicago Press.
220. Lévi-Strauss, C. (1949). Les structures élémentaires de la parenté. Presses Universitaires de France.
221. Turner, V. (1969). The Ritual Process : Structure and Anti-Structure. Aldine Publishing.

XI. Étude de Cas : Roquia de Possession

XI.1 Introduction : Contexte socio-culturel et religieux

La Roquia de possession représente une pratique contemporaine d'exorcisme islamique qui a émergé au Maroc sous l'influence salafiste à la fin du XXe siècle. Contrairement aux méthodes traditionnelles marocaines de gestion de la possession (rituels confrériques Gnawa, Hmadcha, Aissawa...etc.), la Roquia se caractérise par une confrontation directe et verbale avec un Jinn supposé posséder un individu (1). Cette pratique s'inscrit dans le cadre de la Roquia Char'iya, qui se distingue par son usage exclusif de versets coraniques et d'invocations prophétiques (2).

XI.2 Fondements Théologiques

XI.2.1 Position du Prophète sur l'exorcisme

Il convient de noter que le Prophète Mohamed -paix et salut sur lui-n'a jamais dispensé de Roquia d'exorcisme telle que pratiquée aujourd'hui. Par contre des hadiths rapportent que le prophète a guéri certains malades mentaux en ordonnant à une « entité ennemie d'Allah » de sortir du corps du patient (3).

XI.2.2 Hadiths Autorisant la Roquia sous conditions

Plusieurs hadiths authentiques encadrent la pratique de la Roquia en établissant des conditions strictes :

- Le hadith rapporté par Muslim indique :

> « Nous pratiquions la Roquia à l'époque préislamique, alors nous avons dit : Ô Messager d'Allah, que penses-tu de cela ? Il dit : Présentez-moi vos Roquia, il n'y a pas de mal dans les Roquia tant qu'elles ne comportent pas d'associationnisme (shirk) » (4).

- Aïcha -qu'Allah l'agrée- rapporte également :

> « Le Messager d'Allah -paix et salut sur lui- m'ordonnait de pratiquer la Roquia contre le mauvais œil »(5).

XI.2.3 La Tension entre Roquia et Tawakkul (Etre confiant en Allah)

Ces deux hadiths doivent être mis en perspective avec l'enseignement prophétique privilégiant de se remettre à Allah et de ne compter que sur lui. Le hadith rapporté par Boukhari et Muslim précise :

> « Entreront au Paradis de ma communauté soixante-dix mille sans jugement préalable. On demanda : Ô Messager d'Allah, qui sont-ils ? Il dit : Ceux qui ne pratiquent pas la Roquia, ne la demandent pas, ne croient pas au mauvais augure et placent leur confiance en leur Seigneur » (6).

Cette apparente contradiction révèle la hiérarchie spirituelle islamique : la Roquia est permise mais la confiance complète en Allah représente un degré supérieur de foi (7). Voilà, entre les lignes, une autre différence entre le courant salafiste et le courant soufi.

XI.3 Protocole rituel et phases cliniques

XI.3.1 Diagnostic préliminaire

Le Râqî (exorciste dans ce cas) identifie les symptômes attribués à la possession : cauchemars récurrents, conversations solitaires, ou douleurs somatiques sans cause organique. Ce diagnostic repose sur un modèle explicatif culturel partagé, où la détresse psychique est médicalisée par le cadre de la possession (8).

XI.3.2 Confrontation

Phase centrale où le Râqî récite intensément des versets du Coran et interpelle directement le Jinn. Sous la pression sensorielle et psychologique, le patient manifeste des signes d'agitation interprétés comme la réponse du Jinn (9).

XI.3.3 Crise Paroxystique

Le patient présente des tremblements, une voix parfois altérée et généralement une amnésie post-crise. Neurobiologiquement, cette crise correspond à une décharge tensionnelle du système nerveux autonome et une libération d'endorphines (10).

XI.3.4 Purification

Le patient boit de l'eau bénite par lecture de Coran et reçoit des invocations de protection. Le soulagement post-crise est attribué au départ du Jinn, mais correspond neurochimiquement à un retour à l'homéostasie (11).

XI.4 Mécanismes neurophysiologiques généraux de la transe

Nous posons comme hypothèse que le patient qui subit le protocole de la Roquia entre dans un état de conscience modifié (transe).

XI.4.1 Désactivation préfrontale et perte de l'agentivité

La récitation rythmée et répétitive induit une désactivation du cortex préfrontal dorsolatéral (CPFDL) pouvant atteindre -40%, réduisant le contrôle exécutif et le jugement critique (15). Le cortex cingulaire antérieur (CCA) désactivé entraîne une perte du sens de l'agentivité, facilitant l'attribution des comportements à une entité externe (16).

XI.4.2 Hyperactivation limbique et réponse émotionnelle

L'amygdale montre une hyperactivation de +50 à +150%, expliquant l'intensité émotionnelle brute et la charge de saillance attribuée à l'expérience (17). L'hippocampe présente une activation différentielle, favorisant les réminiscences émotionnelles et les impressions de « déjà-vu » (18).

XI.4.3 Synchronisation Thêta et Suggestibilité

La récitation agit comme un entraîneur neural externe, induisant une dominance des oscillations thêta (4-8 Hz) générées par l'hippocampe et le cortex cingulaire (19). Cette synchronisation explique l'altération de la perception du temps et l'hyper-réceptivité aux suggestions du Râqî (20).

Tableau de Synthèses :

Manifestation Observée	**Causes Externes de Déclenchement**	**Effets Neurobiologiques Internes**
	Phase 1 : Diagnostic	
Cauchemars récurrents, conversations solitaires, douleurs somatiques sans cause organique.	Interrogatoire du Râqî basé sur un modèle culturel de possession.	Activation des réseaux de stress (axe HPA) ; anticipation anxieuse.
	Phase 2 : Confrontation	
Agitation, réponse verbale ou physique attribuée au Jinn.	Récitation intensive de versets coraniques; interpellation directe du Jinn par le Râqî.	Désactivation du cortex préfrontal dorsolatéral (CPFDL) jusqu'à -40%. Hyperactivation de l'amygdale (+50 à +150%).

		Perte du sens de l'agentivité (désactivation du CCA).
Phase 3 : Crise Paroxystique		
Tremblements, voix altérée, comportements agressifs ou sexualisés, amnésie post-crise.	Pression sensorielle et psychologique cumulative; récitation rythmée et répétitive.	Décharge tensionnelle du système nerveux autonome. Libération d'endorphines (effet analgésique et euphorisant). Synchronisation des oscillations thêta (4-8 Hz) dans l'hippocampe et le cortex cingulaire
Phase 4 : Purification		
Apaisement, sensation de soulagement, consommation d'eau « coranisée ».	Administration d'eau coranisée et invocations de protection.	Retour à l'homéostasie neurochimique. Réduction du stress physiologique (diminution du cortisol). Effet placebo renforcé par la croyance

- HPA : Axe Hypothalamo-Hypophyso-Surrénalien (réponse au stress).
- CPFDL : Cortex PréFrontal DorsoLatéral (contrôle exécutif, jugement).
- CCA : Cortex Cingulaire Antérieur (sens de l'agentivité, conscience de soi).
- Oscillations thêta : Rythmes cérébraux liés à la suggestibilité, la mémoire émotionnelle et les états de transe.

XI.5 Dimension économique : L'industrie de la Roquia

XI.5.1 Développement d'un marché thérapeutique alternatif

La Roquia s'est transformée en véritable secteur économique au Maroc, devenant l'activité de nombreux soi-disant érudits. Cette pratique brasse aujourd'hui un chiffre d'affaires considérable, avec une multiplication exponentielle du nombre de Râqîs, présents jusque dans les plus petits villages du pays (12).

XI.5.2 Attractivité économique et accessibilité

Cette proximité géographique et cette nouveauté relative, rendent la Roquia particulièrement attractive pour les patients, notamment lorsqu'ils comparent le coût d'une séance (entre 50 et 150 dirhams) au tarif d'une consultation médicale spécialisée (à partir de 300 dirhams). Cette différence tarifaire significative oriente les choix thérapeutiques vers une solution perçue comme plus abordable (13).

XI.5.3 Mécanisme de fidélisation et création de dépendance

Le sentiment éphémère de bien-être procuré par la Roquia se dissipe rapidement, créant un besoin de nouvelles séances chez le patient. Cette dynamique génère un processus systémique de création de besoin et de fidélisation de la clientèle, transformant la détresse initiale en source de revenus récurrents pour le praticien(14).

Le cycle se structure ainsi :

- Phase 1 : Soulagement temporaire post-séance
- Phase 2 : Retour des symptômes initiaux
- Phase 3 : Attribution du retour des symptômes à la « résistance du Jinn »
- Phase 4 : Prescription de séances supplémentaires
- Phase 5 : Installation d'une dépendance thérapeutique

XI.6 Dimension genrée de la possession : Expression des contraintes sociales

XI.6.1 La Possession comme langage de la détresse féminine

La prédominance féminine dans les cas de possession s'explique par des mécanismes sociologiques profonds. Dans les sociétés traditionnelles marocaines, l'expression directe de la souffrance psychique ou des frustrations sociales est souvent réprimée par le concept de « Hchouma » (honte, pudeur) (21). La possession offre alors un canal d'expression culturellement acceptable pour :

- Exprimer une détresse autrement indicible
- Revendiquer une attention et des soins
- Contester indirectement les assignations sociales
- Échapper temporairement aux rôles et contraintes genrées (22)

XI.6.2 Le cas des femmes célibataires : Possession et marché matrimonial

Un pattern fréquent concerne les femmes célibataires tardives, pour lesquelles la possession offre une explication surnaturelle à leur situation. Le Jinn devient l'explication culturellement validée de leur célibat, préservant leur honneur familial en externalisant la responsabilité (23) :

> « Le Jinn qui me possède empêche les hommes de m'approcher. Il leur fait peur ou leur donne une mauvaise image de moi. Ce n'est pas que je suis indésirable, c'est qu'un Jinn est amoureux de moi (Jinn Achek). »

Cette croyance permet de :

- Préserver l'estime de soi face aux pressions sociales
- Externaliser la responsabilité du célibat
- Mobiliser la famille et la communauté pour trouver une solution
- Bénéficier d'une attention et d'un soutien social (24)

XI.6.3 Corps possédé, corps libéré : La transgression ritualisée

Pendant la crise de possession, les femmes peuvent adopter des comportements normalement interdits (agressivité, sexualité explicite, langage grossier) sans en être tenues pour responsables, c'est le Jinn qui agit. Cette « transgression ritualisée » offre une catharsis temporaire tout en maintenant l'ordre social (25).

XI.7 Corrélats psychopathologiques : Trouble Dissociatif de l'Identité (TDI)

XI.7.1 Définition et étiologie du Trouble Dissociatif de l'Identité

Le Trouble Dissociatif de l'Identité (TDI), anciennement appelé trouble de la personnalité multiple, est caractérisé par la présence de deux ou plusieurs états de personnalité distincts, ou expériences d'être possédé, accompagnés d'incapacités récurrentes à se rappeler des informations personnelles importantes (26). Cette condition résulte généralement de traumatismes sévères et répétés dans l'enfance, particulièrement les abus physiques, sexuels ou émotionnels survenus avant l'âge de 7 ans, période critique pour le développement de l'identité (27).

La dissociation représente un mécanisme de défense adaptatif face à un traumatisme insurmontable. Lorsqu'un enfant ne peut ni fuir ni combattre une situation traumatique, son psychisme se fragmente pour préserver une partie de soi indemne. Cette fragmentation crée des « états du moi » séparés (alters) qui encapsulent différents aspects de l'expérience traumatique (28).

XI.7.2 Critères diagnostiques selon le DSM-5

Le diagnostic de TDI requiert la présence de cinq critères spécifiques (26) :

Critère A : Perturbation de l'identité caractérisée par deux ou plusieurs états de personnalité distincts (cas commun de possession par plusieurs Jinn), qui peut être décrite dans certaines cultures comme une expérience de possession. Cette perturbation implique une discontinuité marquée du sentiment de soi et de l'agentivité, accompagnée d'altérations connexes de l'affect, du comportement, de la conscience, de la mémoire, de la perception, de la cognition et/ou du fonctionnement sensorimoteur.

Critère B : Lacunes récurrentes dans le rappel d'événements quotidiens, d'informations personnelles importantes et/ou d'événements traumatiques incompatibles avec un oubli ordinaire.

Critère C : Les symptômes causent une détresse cliniquement significative ou une altération du fonctionnement social, professionnel ou dans d'autres domaines importants.

Critère D : La perturbation ne fait pas partie d'une pratique culturelle ou religieuse largement acceptée.

Critère E : Les symptômes ne sont pas attribuables aux effets physiologiques d'une substance ou d'une autre affection médicale.

XI.7.3 Symptomatologie clinique détaillée du TDI

XI.7.3.1 Symptômes dissociatifs primaires

Amnésie dissociative : Les patients présentent des périodes de « temps perdu » allant de quelques minutes à plusieurs heures, voire jours. Ces amnésies ne correspondent pas à un oubli normal mais à une incapacité complète à accéder aux souvenirs durant les épisodes de switching -changement d'alter- (29).

Dépersonnalisation : Sentiment persistant d'être détaché de soi, d'observer ses propres pensées, sentiments ou actions comme de l'extérieur. Les patients décrivent souvent une sensation de « vivre dans un rêve » ou d'être « en pilotage automatique » (30).

Déréalisation : Perception altérée de l'environnement qui paraît irréel, flou, sans vie ou déformé. Les objets peuvent sembler plus grands ou plus petits, les voix assourdies ou déformées (30).

XI.7.3.2 Manifestations des états alternants (Alters)

Alters protecteurs (Jinns musulmans) : États développés pour préserver l'innocence ou gérer le quotidien. Ils peuvent présenter des âges différents, des personnalités distinctes, parfois même des genres opposés au corps hôte (31).

Alters persécuteurs (Jinns mécréants) : Intériorisent la voix de l'agresseur et peuvent infliger des automutilations, saboter les relations ou maintenir le patient dans des situations dangereuses, reproduisant la dynamique traumatique originelle (31).

Alters enfants (un jeune Jinn) : Conservent des fragments de l'innocence pré-traumatique mais peuvent également porter la mémoire émotionnelle des abus. Ils s'expriment souvent par des comportements régressifs, un langage enfantin, ou des besoins de réconfort (32).

XI.7.3.3 Symptômes somatiques

Conversion somatique : Manifestations physiques sans base organique incluant paralysies temporaires, cécité sélective, mutisme, ou douleurs chroniques. Ces symptômes reflètent souvent la mémoire corporelle des traumatismes (33).

Fluctuations physiologiques : Changements dramatiques des constantes vitales, de la réponse aux médicaments, ou même d'allergies selon l'alter présent, suggérant une modulation neurobiologique profonde (34).

XI.7.4 Analyse comparative : TDI et possession dans la Roquia

XI.7.4.1 Correspondances symptomatiques exactes

Pendant la Roquia, la « voix du Jinn » correspond précisément aux switches d'alters observés dans le TDI. Les changements de tonalité, de registre linguistique et de contenu émotionnel, reflètent l'émergence d'états de conscience différents (35).

L'incapacité du patient à se souvenir des événements survenant pendant la « possession » correspond exactement aux barrières amnésiques entre alters dans le TDI. Cette amnésie n'est pas simulée mais constitue un mécanisme neurobiologique de protection (36).

Les actes agressifs ou sexuellement explicites durant la « possession », totalement opposés à la personnalité habituelle, correspondent aux manifestations d'alters persécuteurs ou traumatisés dans le TDI (37).

XI.7.4.2 Correspondances partielles

Dans le TDI, les switches peuvent être déclenchés par des stimuli spécifiques liés au traumatisme. Dans la Roquia, la récitation coranique intensive agit comme déclencheur externe, mais dans un cadre ritualisé socialement accepté (38).

L'hypersuggestibilité observée durant les transes de possession correspond à l'état de conscience altérée du TDI, mais elle est culturellement canalisée vers l'interaction avec le « Jinn » plutôt que vers l'exploration thérapeutique (39).

Les douleurs physiques attribuées à la possession correspondent aux symptômes de conversion du TDI, mais leur interprétation culturelle diffère radicalement de la compréhension psychopathologique (40).

XI.7.4.3 Divergences significatives

Le TDI émerge typiquement dans l'enfance comme mécanisme de survie face au traumatisme. La « possession » dans la Roquia peut se manifester à l'âge adulte comme réponse à des stress sociaux ou existentiels actuels (41). Le TDI est généralement dysfonctionnel et source de souffrance.

La « possession » peut parfois remplir une fonction sociale adaptative -attention, soutien communautaire, légitimation de la souffrance- (42).

Dans le TDI, les alters présentent une cohérence interne et une persistance dans le temps. Les manifestations de « Jinn » peuvent être fluctuantes et moins structurées (43).

XI.7.5 Protocoles cliniques de traitement du TDI

XI.7.5.1 Approche phasique standardisée

Le traitement du TDI suit un modèle triphasique développé par la Société Internationale pour l'Étude des Troubles Dissociatifs (ISSTD) (44) :

Phase 1 : Stabilisation et réduction des symptômes (6 mois à 2 ans)

- Établissement d'une alliance thérapeutique solide avec l'alter hôte
- Psychoéducation sur la nature des troubles dissociatifs
- Développement de compétences de régulation émotionnelle

- Techniques de grounding et de gestion des flashbacks
- Stabilisation pharmacologique si nécessaire (antidépresseurs, anxiolytiques)
- Sécurisation de l'environnement social et familial (45)

Phase 2 : Traitement des mémoires traumatiques (1 à 3 ans)

- Exploration graduelle et contrôlée des souvenirs traumatiques
- Techniques spécialisées : EMDR (Eye Movement Desensitization and Reprocessing), thérapie cognitive-comportementale trauma-focalisée
- Travail avec les différents alters pour intégrer les expériences dissociées
- Résolution des conflits inter-alters et négociation de coopération interne
- Techniques de désensibilisation systématique pour les déclencheurs (46)

Phase 3 : Intégration et réhabilitation (6 mois à 2 ans)

- Fusion progressive des alters ou établissement d'une coopération harmonieuse
- Développement d'une identité cohérente et continue
- Reconstruction des capacités relationnelles et sociales
- Prévention des rechutes et consolidation des acquis thérapeutiques
- Intégration progressive dans la vie sociale et professionnelle (47)

Aucun élément de ce protocole n'est assuré par la Roquia.

XI.7.5.2 Modalités thérapeutiques spécialisées

Thérapie EMDR adaptée au TDI : Traitement des mémoires traumatiques en travaillant avec chaque alter, avec des protocoles spécifiques pour éviter l'abréaction incontrôlée (48). C'est une similitude exacte avec la Roquia où un dialogue s'établit entre le Râqî et le Jinn.

Hypnose clinique : Facilite la communication avec les alters et l'accès aux souvenirs dissociés, mais requiert une formation spécialisée pour éviter la iatrogénie (49). Dans la Roquia, la transe provoquée par la récitation répétitive, assure la fonction d'hypnose.

Thérapie par l'art et le mouvement : Permet l'expression non-verbale des traumatismes précoces et facilite l'intégration somatique (50).

Thérapie familiale systémique : Adresse les dysfonctionnements familiaux souvent associés et soutient la reconstruction des liens (51).

XI.7.6 Répercussions d'une non-prise en charge médicale

XI.7.6.1 Évolution naturelle et chronicisation

Sans traitement, le TDI tend à se complexifier avec l'âge. Le nombre d'alters peut augmenter, les amnésies s'étendre, et la détresse psychologique s'intensifier. Les mécanismes dissociatifs, initialement protecteurs, deviennent dysfonctionnels et envahissants (52) :

-Revictimisation secondaire **:** Les patients non traités présentent un risque élevé de revictimisation (85% selon certaines études), car les alters traumatisés reproduisent inconsciemment les schémas relationnels pathogènes (53).

-Comorbidités psychiatriques **:** L'absence de traitement favorise l'émergence de troubles dépressifs majeurs (90% des cas), d'anxiété généralisée (80%), de troubles de l'alimentation (60%) et de conduites suicidaires (70% tentent au moins une fois) (54).

XI.7.6.2 Impact socio-professionnel

Les amnésies, les switches imprévisibles et la détresse chronique compromettent gravement la capacité de travail. Le taux d'emploi stable chez les patients non traités ne dépasse pas 20% (55).

Les comportements imprévisibles, les changements de personnalité et l'incapacité à maintenir une continuité relationnelle détruisent progressivement les liens familiaux et amicaux (56).

L'incompréhension de l'entourage, la stigmatisation et les comportements parfois inadaptés conduisent à un isolement social progressif et à une précarisation (57).

XI.7.6.3 Conséquences somatiques et neurologiques

L'absence de traitement des traumatismes favorise l'émergence de symptômes somatiques multiples : douleurs chroniques, troubles gastro-intestinaux, dysfonctionnements immunitaires, troubles du sommeil chroniques (58).

Le stress post-traumatique chronique induit des modifications structurelles cérébrales : atrophie hippocampique, hyperactivité amygdalienne persistante, dysrégulation de l'axe hypothalamo-hypophyso-surrénalien (59).

Les études montrent une réduction significative de la longueur des télomères chez les patients avec TDI non traité, suggérant un vieillissement prématuré au niveau cellulaire (60).

XI.7.7 Implications pour les cas de « possession » : Vers une approche intégrative

La comparaison détaillée entre TDI et manifestations de « possession » révèle des mécanismes neuropsychologiques communs, canalisés différemment selon le contexte culturel. Cette compréhension suggère que de nombreux cas traités par Roquia pourraient bénéficier d'une approche thérapeutique intégrant :

- Reconnaissance de la validité de l'expérience subjective sans nécessairement adhérer à l'interprétation surnaturelle, permettant d'établir une alliance thérapeutique respectueuse des croyances (61).
- Évaluation différentielle systématique pour distinguer les véritables troubles dissociatifs des manifestations transitoires liées au stress ou des rituels socioculturels adaptatifs (62).
- Protocoles de soins adaptés culturellement combinant psychothérapie spécialisée et accompagnement spirituel non confrontationnel, dans le respect des valeurs religieuses des patients (63).

Cette approche permettrait de prévenir la chronicisation des troubles dissociatifs tout en respectant l'ancrage culturel des patients, optimisant ainsi les chances de guérison durable.

XI.8 Implications thérapeutiques et éthiques

La Roquia peut apporter un soulagement temporaire, mais ne traite pas la cause sous-jacente, souvent un traumatisme non résolu ou une détresse sociale (64). Une approche intégrative est recommandée :

1. Évaluation psychiatrique pour différencier TDI, psychose ou autre trouble
2. Psychothérapie spécialisée (thérapie cognitivo-comportementale, EMDR) pour traiter les traumatismes
3. Intervention sociale pour adresser les causes contextuelles de la détresse
4. Rôle du Râqî limité à un soutien spirituel non confrontationnel, en collaboration avec les professionnels de santé (65)

XI.9 Conclusion

La Roquia de possession représente un phénomène complexe où se croisent neurosciences, psychopathologie, déterminants sociaux et enjeux économiques. L'expansion de cette pratique révèle autant les besoins thérapeutiques non satisfaits de la population que l'émergence d'un marché alternatif de soins mentaux. La prédominance féminine s'explique par la fonction d'expression substitutive que remplit la possession dans des contextes où la parole directe est entravée par des normes sociales strictes.

La dimension économique transforme progressivement la Roquia d'une pratique spirituelle en industrie commerciale, avec ses propres mécanismes de fidélisation clientèle. Cette évolution soulève des questions éthiques importantes sur l'exploitation de la détresse humaine et la nécessité d'un encadrement plus rigoureux de ces pratiques.

Comprendre ces mécanismes permet de désamorcer les peurs, de déstigmatiser la souffrance des patients et de les orienter vers une prise en charge adaptée, tout en respectant leurs croyances et en tenant compte des réalités socio-économiques qui sous-tendent ces pratiques.

Références Bibliographiques

1. Sengers, G. (2003). Women and Demons : Cultic Healing in Islamic Egypt. Brill.
2. Al-Ashqar, U. S. (2003). The World of the Djinn and Devils. International Islamic Publishing House.
3. Ibn Taymiyyah, A. (1328). Majmu' al-Fatawa. Dar al-Wafa.
4. Muslim ibn al-Hajjaj. (875). Sahih Muslim. Hadith n° 2200. Dar Ihya al-Turath al-Arabi.
5. Al-Bukhari, M. (846). Sahih al-Bukhari. Hadith n° 5738. Dar Tuq al-Najat.
6. Al-Bukhari, M. (846). Sahih al-Bukhari. Hadith n° 5705; Muslim ibn al-Hajjaj. (875). Sahih Muslim. Hadith n° 220.
7. Al-Nawawi, Y. (1996). Sharh Sahih Muslim. Dar Ihya al-Turath al-Arabi.
8. Kleinman, A. (1988). The Illness Narratives : Suffering, Healing, and the Human Condition. Basic Books.
9. Bourguignon, E. (1976). Possession. Chandler & Sharp Publishers.
10. Boecker, H., Sprenger, T., Spilker, M. E., Henriksen, G., Koppenhoefer, M., Wagner, K. J., ... & Tolle, T. R. (2008).

The runner's high : opioidergic mechanisms in the human brain. Cerebral Cortex, 18(11), 2523-2531.
11. McEwen, B. S. (2007). Physiology and neurobiology of stress and adaptation : central role of the brain. Physiological Reviews, 87(3), 873-904.
12. Rachik, H. (2012). Le Proche et le Lointain : Un Siècle d'Anthropologie au Maroc. Marsam.
13. Données recueillies par l'auteur sur terrain.
14. Benslama, F. (2016). Un Furieux Désir de Sacrifice : Le Surmusulman. Seuil.
15. Dietrich, A. (2003). Functional neuroanatomy of altered states of consciousness : The transient hypofrontality hypothesis. Consciousness and Cognition, 12(2), 231-256.
16. Bush, G., Luu, P., & Posner, M. I. (2000). Cognitive and emotional influences in anterior cingulate cortex. Trends in Cognitive Sciences, 4(6), 215-222.
17. LeDoux, J. E. (2000). Emotion circuits in the brain. Annual Review of Neuroscience, 23(1), 155-184.
18. Squire, L. R., Stark, C. E., & Clark, R. E. (2004). The medial temporal lobe. Annual Review of Neuroscience, 27, 279-306.
19. Buzsáki, G. (2002). Theta oscillations in the hippocampus. Neuron, 33(3), 325–340.
20. Vaitl, D., Birbaumer, N., Gruzelier, J., Jamieson, G. A., Kotchoubey, B., Kübler, A., ... & Weiss, T. (2005). Psychobiology of altered states of consciousness. Psychological Bulletin, 131(1), 98-127.
21. Mernissi, F. (1975). Beyond the Veil : Male-Female Dynamics in Modern Muslim Society. Schenkman Publishing Company.
22. Lewis, I. M. (1971). Ecstatic Religion : A Study of Shamanism and Spirit Possession. Routledge.
23. Combs-Schilling, M. E. (1989). Sacred Performances : Islam, Sexuality, and Sacrifice. Columbia University Press.
24. Boddy, J. (1989). Wombs and Alien Spirits : Women, Men, and the Zar Cult in Northern Sudan. University of Wisconsin Press.
25. Crapanzano, V. (1973). The Hamadsha : A Study in Moroccan Ethnopsychiatry. University of California Press.

26. American Psychiatric Association. (2013). Diagnostic and Statistical Manual of Mental Disorders (5th ed.). American Psychiatric Publishing.
27. Putnam, F. W. (1997). Dissociation in Children and Adolescents : A Developmental Perspective. Guilford Press.
28. van der Hart, O., Nijenhuis, E. R., & Steele, K. (2006). The Haunted Self : Structural Dissociation and the Treatment of Chronic Traumatization. Norton.
29. Dorahy, M. J., & van der Hart, O. (2007). Relationship between trauma and dissociation : A historical analysis. Trauma and dissociation in a cross-cultural perspective, 3-30.
30. Simeon, D., & Abugel, J. (2006). Feeling Unreal : Depersonalization Disorder and the Loss of the Self. Oxford University Press.
31. Ross, C. A. (1997). Dissociative Identity Disorder : Diagnosis, Clinical Features, and Treatment of Multiple Personality. John Wiley & Sons.
32. Kluft, R. P. (1999). Current issues in dissociative identity disorder. Journal of Practical Psychology and Behavioral Health, 5(1), 3-19.
33. Nijenhuis, E. R., Spinhoven, P., van Dyck, R., van der Hart, O., & Vanderlinden, J. (1998). Degree of somatoform and psychological dissociation in dissociative disorder is correlated with reported trauma. Journal of Traumatic Stress, 11(4), 711-730.
34. Putnam, F. W. (1984). The psychophysiologic investigation of multiple personality disorder : A review. Psychiatric Clinics of North America, 7(1), 31-39.
35. Dell, P. F. (2009). The phenomena of pathological dissociation. Dissociation and the Dissociative Disorders : DSM-V and Beyond, 225-237.
36. Dorahy, M. J. (2001). Dissociative identity disorder and memory dysfunction : The current state of experimental research and its future directions. Clinical Psychology Review, 21(5), 771-795.
37. Reinders, A. A. T. S., Nijenhuis, E. R., Quak, J., Korf, J., Haaksma, J., Paans, A. M., ... & den Boer, J. A. (2006). Psychobiological characteristics of dissociative identity

disorder : A symptom provocation study. Biological Psychiatry, 60(7), 730-740.
38. Spiegel, D., & Cardeña, E. (1991). Disintegrated experience : The dissociative disorders revisited. Journal of Abnormal Psychology, 100(3), 366-378.
39. Kihlstrom, J. F. (2005). Dissociative disorders. Annual Review of Clinical Psychology, 1, 227-253.
40. Brown, R. J. (2004). Psychological mechanisms of medically unexplained symptoms : An integrative conceptual model. Psychological Bulletin, 130(5), 793-812.
41. Lewis-Fernández, R. (1998). A cultural critique of the DSM-IV dissociative disorders section. Transcultural Psychiatry, 35(3), 387-400.
42. Krippner, S. (1997). Dissociative disorders in other cultures. Dissociation, 10(1), 3-14.
43. Cardena, E., Lewis-Fernández, R., Bear, D., Pakianathan, I., & Spiegel, D. (1996). Dissociative disorders. DSM-IV Sourcebook, 2, 973-1005.
44. International Society for the Study of Trauma and Dissociation. (2011). Guidelines for treating dissociative identity disorder in adults, third revision. Journal of Trauma & Dissociation, 12(2), 115-187.
45. Chu, J. A. (2011). Rebuilding Shattered Lives : Treating Complex PTSD and Dissociative Disorders. John Wiley & Sons.
46. van der Hart, O., Brown, P., & van der Kolk, B. A. (1989). Pierre Janet's treatment of post-traumatic stress. Journal of Traumatic Stress, 2(4), 379-395.
47. Kluft, R. P. (1993). The treatment of dissociative disorder patients : An overview of discoveries, successes, and failures. Dissociation, 6(2-3), 87-101.
48. Fine, C. G., & Berkowitz, A. S. (2001). The wreathing protocol : The imbrication of hypnosis and EMDR in the treatment of dissociative identity disorder and other dissociative responses. American Journal of Clinical Hypnosis, 43(3-4), 275-290.
49. Phillips, M., & Frederick, C. (1995). Healing the Divided Self : Clinical and Ericksonian Hypnotherapy for Post-Traumatic and Dissociative Conditions. Norton.

50. Cohen, B. M., Giller Jr, E., & W Lynn, L. (1991). Multiple Personality Disorder from the Inside Out. Sidran Press.
51. Sachs, A., Frischholz, E. J., & Wood, J. I. (1988). Marital and family therapy in the treatment of multiple personality disorder. Journal of Marital and Family Therapy, 14(3), 249-259.
52. Putnam, F. W., Guroff, J. J., Silberman, E. K., Barban, L., & Post, R. M. (1986). The clinical phenomenology of multiple personality disorder : Review of 100 recent cases. Journal of Clinical Psychiatry, 47(6), 285-293.
53. Cloitre, M., Scarvalone, P., & Difede, J. A. (1997). Posttraumatic stress disorder, self-and interpersonal dysfunction among sexually retraumatized women. Journal of Traumatic Stress, 10(3), 437-452.
54. Ellason, J. W., Ross, C. A., & Fuchs, D. L. (1996). Lifetime Axis I and II comorbidity and childhood trauma history in dissociative identity disorder. Psychiatry, 59(3), 255-266.
55. Foote, B., Smolin, Y., Kaplan, M., Legatt, M. E., & Lipschitz, D. (2006). Prevalence of dissociative disorders in psychiatric outpatients. American Journal of Psychiatry, 163(4), 623-629.
56. Dell, P. F., & O'Neil, J. A. (Eds.). (2009). Dissociation and the Dissociative Disorders : DSM-V and Beyond. Routledge.
57. Brand, B. L., Classen, C. C., Lanins, R., Loewenstein, R., McNary, S., Pain, C., & Putnam, F. (2009). A naturalistic study of dissociative identity disorder and dissociative disorder not otherwise specified patients treated by community clinicians. Psychological Trauma : Theory, Research, Practice, and Policy, 1(2), 153-171.
58. Saxe, G. N., van der Kolk, B. A., Berkowitz, R., Chinman, G., Hall, K., Lieberg, G., & Schwartz, J. (1993). Dissociative disorders in psychiatric inpatients. American Journal of Psychiatry, 150(7), 1037-1042.
59. Vermetten, E., Schmahl, C., Lindner, S., Loewenstein, R. J., & Bremner, J. D. (2006). Hippocampal and amygdalar volumes in dissociative identity disorder. American Journal of Psychiatry, 163(4), 630-636.
60. O'Donovan, A., Epel, E., Lin, J., Wolkowitz, O., Cohen, B., Maguen, S., ... & Blackburn, E. (2011). Childhood trauma

associated with short leukocyte telomere length in posttraumatic stress disorder. Biological Psychiatry, 70(5), 465-471.
61. Kirmayer, L. J. (2004). The cultural diversity of healing : Meaning, metaphor and mechanism. British Medical Bulletin, 69(1), 33-48.
62. Lewis-Fernández, R., & Kleinman, A. (1994). Culture, personality, and psychopathology. Journal of Abnormal Psychology, 103(1), 67-71.
63. Sue, D. W., & Sue, D. (2015). Counseling the Culturally Diverse : Theory and Practice. John Wiley & Sons.
64. van der Kolk, B. A. (2014). The Body Keeps the Score : Brain, Mind, and Body in the Healing of Trauma. Viking.
65. Krippner, S. (2002). Conflicting perspectives on shamans and shamanism : Points and counterpoints. American Psychologist, 57(11), 962-977.

XII. Étude de Cas : La Khouloua

XII.1 Fondements soufis

La Khouloua constitue l'une des pratiques spirituelles les plus sophistiquées du soufisme, représentant un système d'induction de neuroplasticité par privation, nutritive et sensorielle, contrôlée (1, 2). Cette retraite de 40 jours mobilise des mécanismes neurobiologiques précis pour induire des états de conscience modifiés durables et des transformations structurelles du cerveau.

L'étude neuroanatomique de cette pratique millénaire révèle une « technologie neurologique » empiriquement développée, orchestrant des modifications oscillatoires cérébrales selon un protocole de réorganisation neuronale par désinhibition progressive et hypercompensation perceptuelle (3, 4).

Nous allons analyser les effets de l'isolation sensorielle et la privation nutritionnelle et apprécier comment elles peuvent avoir pour conséquences de générer des visions et sensations mystiques, dont les origines sont purement internes au pratiquant, notamment les convictions d'union et d'incarnation divine (Al Houlloul wa Al Ittihad) pour lesquelles le célèbre soufi mystique Al Hallaj fut jugé pour hérésie, condamné par consensus théologique sunnite (Ijma'a), crucifié et décapité en l'an 922.

Maintenant, nous pouvons avancer que ce soufi n'était pas un charlatan et que son « ressenti » était réel, mais nous pouvons aussi dire que son interprétation du « ressenti » était fausse. En somme, après onze siècles de cette tragédie, nous pouvons conclure que tout le monde - Hallaj et ses juges- avait un peu tort et un peu raison. Hallaj avait raison sur le ressenti, mais tort sur l'interprétation d'union et d'incarnation, tandis que ses juges avait tord sur la non-réalité du ressenti, mais raison quant à la fausseté de l'interprétation.

Hallaj avait résumé la situation en quelques mots avant d'être exécutés : « moi et mes bourreaux irions au paradis ». Cela signifie que le peu d'avoir eu raison de chacun et la miséricorde d'Allah, sont en mesure d'emmener les antagonistes de la tragédie tous au paradis.

XII.1.1 Conditions matérielles et spirituelles de la Khouloua

La durée de la Khouloua varie considérablement selon les traditions soufies et le niveau spirituel du pratiquant. Si les retraites classiques peuvent durer de trois jours à quelques mois, la Khouloua de 40 jours occupe une place particulière, faisant écho aux quarante jours passés par Moïse sur le mont Sinaï, ou aux quarante jours de jeûne du Christ dans le désert. Cette durée symbolique trouve aussi sa justification dans la tradition soufie, qui considère que « lorsque de la terre Allah fit sortir la nature d'Adam, cette argile resta à stagner dans l'eau durant 40 jours », établissant un parallèle entre la formation spirituelle et la création primordiale.

La Khouloua ne peut être entreprise sans l'autorisation explicite (Idd'n) et la bénédiction (Baraka) du maître spirituel. Al-Sha'rânî insiste sur ce point :

> « La retraite n'est pas une condition nécessaire pour parvenir à la réalisation (Al Wossol), mais c'est une voie que choisissent certains cheminants ».

Soulignant que cette décision appartient au Sheikh qui évalue la préparation spirituelle de son disciple (Mourid). Le maître donne des instructions précises sur la durée, les pratiques à accomplir, et reste disponible pour guider le retraitant en cas de difficultés.

La cellule de la Khouloua (bayt al-Khouloua) répond à des critères précis :

- La cellule mesure traditionnellement entre 2x2 mètres et 3x3 mètres maximum, juste assez pour permettre les prosternations et quelques pas. Cette exiguïté volontaire vise à concentrer l'attention vers l'intérieur et à empêcher toute distraction physique.
- L'éclairage est réduit au minimum - une simple ouverture vers l'est pour marquer les heures de prière, parfois une unique chandelle. Cette semi-obscurité favorise l'intériorisation et symbolise le passage des ténèbres de l'ignorance vers la lumière de la connaissance.
- Équipement minimal : La cellule ne contient qu'un tapis de prière, un oreiller, un verre pour l'eau, et parfois un exemplaire du Coran. Aucun objet superflu n'est toléré.
- L'isolement total : interdiction de tout contact

La Khouloua « désigne le fait de s'en tenir strictement à sa propre tombe vivante (son corps), le dépouillement individuel de tous les sens physiques » (5). L'interdiction de contact avec toute créature vivante est absolue : pas de conversation, pas de regard échangé, pas même de présence d'animaux.

La journée du retraitant suit un rythme invariable :

- Prière de l'aube (Fajr) : Récitation du Coran, puis dhikr (répétition d'un des noms d'Allah) silencieux
- Matinée : Dhikr intensif avec Lâ ilâha illâ Allah (pas de dieu à part Allah)
- Prière de midi (Dohr) : Moment de recueillement et de méditation
- Après-midi : Continuation du dhikr, parfois avec les 99 noms divins
- Prière du coucher du soleil (Maghrib) : Récitation coranique
- Soirée : Dhikr nocturne, prières surérogatoires
- Prière de la nuit (Isha') : Méditation et préparation au sommeil

L'alimentation durant la Khouloua suit des règles strictes de jeûne et subsistance alimentaire minimale :

- Quantité : Une seule collation par jour, généralement après la prière du coucher du soleil, représentant environ le tiers d'un repas normal.
- Nature des aliments : Exclusivement des aliments simples et purs :
  - Quelques dattes
  - Un peu d'eau ou de lait
  - Parfois du pain sec
  - Interdiction formelle de viande, d'épices et de tout aliment stimulant

Cette restriction alimentaire vise à « purifier le cœur des préoccupations mondaines et le préparer à recevoir les théophanies », tout en affaiblissant les passions corporelles qui voilent l'âme.

La Khouloua de 40 jours n'est pas uniforme, elle est généralement divisée en phases d'environ 10 jours chacune, bien que les expériences puissent varier selon l'individu et sa « préparation spirituelle » (isti'dâd).

Les quatre phases principales et leurs expériences :

Première décade (Jours 1-10) : La Purification (Tazkiya)

Expériences physiques :

- Fatigue intense due au jeûne et à la réduction du sommeil
- Résistance du corps aux nouveaux rythmes
- Sensations de faim et de soif accrues
- Possible irritabilité et agitation

Expériences psychologiques :

- Combat contre les pensées parasites (wassâwis)
- Afflux de souvenirs et de préoccupations mondaines
- Sentiment d'isolement et parfois de découragement
- Début de l'apaisement mental progressif

Pratiques dominantes : Cette première phase correspond à ce qu'Ibn Arabi nomme « al-mujâhada » (la lutte spirituelle), où :

> « le disciple s'engage dans le grand jihad, celui de l'âme, en observant le silence, en réduisant la nourriture, et en évitant les contacts avec les créatures ».

Deuxième décade (Jours 11-20) : L'Illumination (Ishrâq)

Expériences sensorielles :

- Apparition d'Anwar (lumières spirituelles), visions de lumières colorées ou blanches
- Audition d'Aswât Rohâniyya (sons spirituels), parfois des voix ou de la musique céleste
- Sensations de présence invisible bienveillante
- Parfums spirituels (Rawâ'ih) sans source physique

Expériences émotionnelles :

- Joie spirituelle intense (Tarab Rohânî)
- Sentiment de proximité divine
- Larmes de repentir ou de joie
- Alternance entre extase et crainte révérencielle

Phénomènes de conscience : Ibn Arabi décrit cette phase comme le début du « Fayd Ilâhî » (effusion divine), où :

> « Le disciple commence à recevoir l'effusion divine sous forme d'inspirations, de dévoilements ou de théophanies. Ces états peuvent se manifester sous forme de lumières, de sons, ou de connaissances impossibles à acquérir par l'étude ordinaire ».

Troisième décade (Jours 21-30) : Le Dévoilement (Kashf)

Visions et révélations :

- Koushûfât : dévoilements de réalités spirituelles cachées
- Visions de figures spirituelles (prophètes, saints)
- Compréhension intuitive de mystères cosmiques
- Perception de la dimension spirituelle du monde physique

Transformation de la perception : Al-Sha'rânî décrit cette phase dans son expérience personnelle :

> « Après une période de lutte, je commençais à voir et entendre des réalités que ne perçoivent pas les gens ordinaires. Je voyais

des lumières, j'entendais des sons spirituels, et je recevais des inspirations de mes maîtres ».

États de conscience altérés :

- Moments de Fanâ' (extinction du moi)
- Expériences d'expansion de la conscience
- Sensation de dissolution des limites individuelles

Quatrième décade (Jours 31-40) : La Réalisation (Tahqîq)

Expériences d'unité : Ibn Arabi décrit cette phase ultime comme l'atteinte du Shouhûd (témoignage direct) où :

> « Le cheminant parvient à un état de témoignage ou d'être absolu, où il voit toute chose dans l'univers comme une théophanie du Vrai ».

Stabilisation spirituelle : Al-Sha'rânî témoigne de cette transformation :

> « À ce stade, je décris comment je parvenais à voir les bienfaits divins dans les moindres détails, comment ma vision des créatures changea, et ma répulsion pour les caractères blâmables. La retraite se transforme chez moi d'un simple acte en un état permanent, où je vis par mon cœur avec Dieu même en fréquentant les gens ».

Dons spirituels (Karâmât) :

- Ma'ârif - connaissances impossibles à acquérir par l'étude ordinaire
- Capacités de guidance spirituelle
- Compréhension profonde des états spirituels d'autrui

Variations individuelles importantes : Ibn Arabi souligne que :

> « Ces dévoilements diffèrent d'une personne à l'autre selon sa préparation spirituelle.
>
> Certains pratiquants peuvent :
>
> Expérimenter des phénomènes plus intenses ou plus subtils
>
> Avoir des visions spécifiques à leur voie spirituelle
>
> Connaître des « nuits obscures » alternant avec les illuminations
>
> Recevoir des enseignements particuliers de maîtres décédés »

Ibn Arabi décrit l'état final comme « Khouloua Samadâniyya » :

> « Une retraite du cœur en totale communion avec Dieu, sans l'existence d'aucune autre chose ».

Cette phase représente l'aboutissement de la retraite où le pratiquant atteint une union mystique permanente.

XII.2 Neuroanatomie de la Khouloua

XII.2.1 Contexte neurobiologique et mécanismes fondamentaux

XII.2.1.1 La privation sensorielle comme inducteur neuroplastique

La Khouloua utilise la privation sensorielle contrôlée comme mécanisme principal d'induction de neuroplasticité (5, 6). Ce processus déclenche des modifications profondes dans l'architecture et le fonctionnement cérébral à travers plusieurs mécanismes convergents :

*Hypercompensation perceptuelle

L'absence de stimuli externes déclenche des mécanismes neurologiques d'amplification pour maintenir l'activité neuronale (7, 8). Cette hypercompensation se manifeste par :

- Augmentation du gain synaptique : Hypersensibilisation des récepteurs sensoriels pour capter les signaux faibles
- Désinhibition corticale progressive : Réduction du filtrage perceptuel habituel permettant l'émergence de perceptions spontanées (9)
- Activation compensatoire : Stimulation spontanée des cortex sensoriels générant des expériences hallucinatoires contrôlées (10, 11)

*Réorganisation oscillatoire endogène

En l'absence d'entraînement externe, le cerveau libère ses rythmes naturels et développe de nouveaux patterns oscillatoires (12, 13) :

- Libération des contraintes externes : Les oscillations cérébrales ne sont plus synchronisées sur les stimuli environnementaux
- Émergence de rythmes endogènes : Développement de patterns oscillatoires spontanés et créatifs (51, 52)
- Synchronisation interrégionale : Coordination accrue entre différentes aires cérébrales

XII.2.1.2 Cascades neurochimiques de l'isolement prolongé

*Système dopaminergique mésolimbique :

- Phase initiale de sevrage : Diminution de la stimulation dopaminergique par réduction des stimuli gratifiants externes (14)

- Sensibilisation compensatoire : Hypersensibilisation des récepteurs D2 pour maintenir l'activation
- Libération endogène progressive : Développement de sources internes de stimulation dopaminergique (15)

*Modulations sérotoninergiques :

- Accumulation graduelle : Réduction du catabolisme sérotoninergique par diminution du stress externe
- Activation des récepteurs 5-HT2A : Facilitation des expériences mystiques et transcendantes (16, 17)
- Neuroplasticité induite : Stimulation de la croissance dendritique et de la synaptogenèse

*Système endorphinergique :

- Libération soutenue : Production continue d'opioïdes endogènes par le stress contrôlé de l'isolement (18)
- Analgésie progressive : Développement d'une tolérance naturelle à l'inconfort physique et psychique
- Euphorie transcendante : États de béatitude neurochimiquement induits

XII.2.2 Architecture temporelle : Les quatre phases neuroplastiques de la Khouloua

XII.2.2.1 Phase I (Jours 1-10) : Stress adaptatif et réorganisation homéostatique

* Activation de l'axe hypothalamo-hypophysaire (HPA)

Réponse neurobiologique immédiate :

- Libération de CRH (hormone de libération de la corticotropine) par l'hypothalamus en réaction au stress de l'isolement (19)
- Sécrétion d'ACTH par l'hypophyse antérieure, amplifiant la réponse de stress
- Production massive de cortisol par les glandes surrénales, (20)
- Pics circadiens perturbés : Désynchronisation des rythmes naturels de cortisol

Modifications du système nerveux autonome :

- Hyperactivation sympathique initiale : Augmentation du rythme cardiaque (20-30 BPM), élévation de la pression artérielle (21)
- Libération de noradrénaline : Stimulation des récepteurs α et β adrénergiques

- Transition parasympathique progressive : Activation croissante du nerf vague après 5-7 jours (22)
- Recalibrage de la variabilité cardiaque : Amélioration progressive de la cohérence cardiaque (58)

*Adaptations neurocognitives précoces

Modifications du cortex préfrontal dorsolatéral (CPFDL) :

- Hyperactivation métabolique : Augmentation de la consommation de glucose par TEP-scan (23)
- Résistance cognitive : Tentative de maintien du contrôle analytique et de la pensée rationnelle
- Combat contre les pensées parasites : Activation intensive des circuits inhibiteurs pour contrôler les Wassâwis
- Épuisement progressif : Diminution graduelle de la capacité de contrôle volontaire (24)

Neuroplasticité hippocampique précoce :

- Suppression temporaire de la neurogenèse : Inhibition par les glucocorticoïdes élevés des premiers jours (25)
- Modifications de la potentialisation à long terme (LTP) : Altération des mécanismes de consolidation mnésique
- Réorganisation des circuits de l'anxiété : Modulation de l'interaction amygdalo-hippocampique
- Activation des facteurs neuroprotecteurs : Libération de BDNF en réponse au stress contrôlé (26)

* Corrélations phénoménologiques

Les descriptions classiques d'Ibn Arabi correspondent précisément aux mécanismes neurobiologiques :

- « Jihad al-Nafs » (combattre son âme) = Hyperactivation du CPFDL et du cortex cingulaire antérieur
- « Afflux de préoccupations mondaines » = Hyperactivité non régulée du réseau du mode par défaut (27)
- « Fatigue et résistance corporelle » = Dysrégulation neuroendocrine et activation sympathique
- « Début d'apaisement mental » = Transition vers la dominance parasympathique

XII.2.2.2 Phase II (Jours 11-20) : désinhibition contrôlée et émergence perceptuelle

*Réorganisation de la connectivité cérébrale

Désactivation progressive du cortex préfrontal ventromédian (CPFVM) :

- Réduction métabolique mesurable : Diminution de l'activité par neuroimagerie fonctionnelle (28)
- Levée du contrôle inhibiteur : Facilitation de l'accès aux contenus inconscients et préconscients
- Désinhibition créative : Émergence de pensées et perceptions non-ordinaires (51, 52)
- Plasticité synaptique accrue : Augmentation de la formation de nouvelles connexions (29)

Hyperactivation compensatoire des régions temporales:

- Cortex temporal supérieur : Génération d'hallucinations auditives contrôlées (Aswât Rohâniyya) (10)
- Cortex temporal médial : Activation des circuits de la mémoire épisodique et autobiographique
- Gyrus fusiforme : Modifications de la reconnaissance visuelle générant des visions (Anwar)
- Amygdale élargie : Intensification des réponses émotionnelles aux stimuli internes (30)

*Cascades neurochimiques de la désinhibition

Système dopaminergique mésolimbique :

- Recalibrage réceptoriel : Hypersensibilisation des récepteurs D2 compensant la réduction des stimuli externes
- Libération tonique progressive : Développement d'un tonus dopaminergique endogène élevé (14)
- Activation de l'aire tegmentale ventrale : Stimulation du centre de la motivation et de la récompense spirituelle
- Renforcement des circuits contemplatifs : Conditionnement neural des expériences transcendantes

Modulations sérotoninergiques spécifiques :

- Activation massive des récepteurs 5-HT2A : Récepteurs clés des expériences mystiques et des états modifiés (17)
- Augmentation hippocampique : Élévation des taux de sérotonine dans l'hippocampe
- Modulation thalamique : Altération du filtrage sensoriel permettant l'émergence de perceptions spirituelles
- Neurogenèse stimulée : La sérotonine favorise la production de nouveaux neurones (31)

* Neurobiologie des phénomènes spirituels

Mécanismes des visions lumineuses (Anwar) :

- Désinhibition du cortex visuel V1 : Activation spontanée des aires visuelles primaires sans stimuli externes (32)
- Hyperactivité de l'aire V4 : Zone responsable de la perception colorée intensive, générant des lumières vives
- Modifications thalamiques : Altération du noyau géniculé latéral créant des patterns géométriques sacrés
- Intégration pariétale : Le cortex pariétal postérieur interprète ces signaux comme des expériences transcendantes

Génération des sons spirituels (Aswât rûhâniyya) :

- Activation spontanée du cortex auditif primaire : Hyperactivité des aires de Heschl sans stimuli sonores (33)
- Désinhibition des aires auditives associatives : Interprétation du « bruit neural » comme musique céleste ou voix spirituelles
- Modulation du tronc cérébral auditif : Altération des noyaux cochléaires créant des fréquences perçues comme divines
- Intégration limbique : L'amygdale et l'hippocampe donnent une coloration émotionnelle spirituelle à ces perceptions

* Corrélations phénoménologiques

Ibn Arabi décrit cette phase comme le début du « Fayd Ilâhî » (effusion divine), où :

> « Le disciple commence à recevoir l'effusion divine sous forme d'inspirations, de dévoilements ou de théophanies, se manifestant sous forme de lumières, de sons, ou de connaissances impossibles à acquérir par l'étude ordinaire ».

XII.2.2.3 Phase III (Jours 21-30) : Dissolution du réseau du mode par défaut et expériences transcendantes

*Modifications structurelles du réseau du mode par défaut (DMN)

Hypoactivation du cortex cingulaire postérieur (CCP) :

- Réduction métabolique massive : Diminution de l'activité mesurée par TEP au glucose (34)
- Dissolution du sentiment d'identité personnelle : Corrélation neurobiologique directe du Fanâ' soufi

- Perte de l'auto-référence : Disparition des mécanismes de distinction entre soi et non-soi (53)
- Transcendance de l'ego : Base neurologique de l'expérience d'union mystique (35)

Désactivation du precuneus :

- Centre de l'introspection désactivé : Hypoactivité de 60-80% corrélée à la perte de conscience de soi (54)
- Altération de la perception temporelle : Disparition du sens du temps subjectif linéaire
- Modifications spatiales : Sensation d'expansion infinie ou de dissolution des limites corporelles
- Accès à la conscience pure : État neurologique de pure conscience sans contenu mental (56)

* Hyperactivation des circuits transcendants

Activation massive de l'aire tegmentale ventrale (ATV) :

- Libération dopaminergique soutenue : Maintien de l'état de « béatitude » neurochimique pendant des heures (36)
- Renforcement plastique : Consolidation des circuits neuronaux de l'expérience spirituelle
- Motivation transcendante : Désir intense et durable de maintenir l'état contemplatif
- Apprentissage spirituel : Formation de nouveaux patterns comportementaux orientés vers le divin

Modulations profondes du cortex insulaire antérieur:

- Hyperactivité intéroceptive : Conscience corporelle altérée et fusion soma-psyché (37)
- Intégration émotionnelle-corporelle : Unification des sensations physiques et des états spirituels
- Génération de « présence divine » : Base neurologique du sentiment de proximité avec le divin
- Empathie cosmique : Extension de la conscience intéroceptive à l'environnement

* Neuroplasticité profonde et réorganisation synaptique

Explosion du facteur neurotrophique BDNF:

- Augmentation : Stimulation massive de la croissance dendritique et synaptique (38)
- Neurogenèse hippocampique accélérée : Production de 50-80% de neurones supplémentaires
- Synaptogenèse généralisée : Formation de millions de nouvelles connexions inter-neuronales

- Myélinisation adaptative : Renforcement sélectif des voies spirituellement significatives

Modifications épigénétiques durables :

- Activation de gènes de plasticité : Surexpression massive de gènes de croissance (39)
- Répression de gènes inflammatoires : Réduction drastique de l'inflammation neuronale (50)
- Modulations de la méthylation : Changements épigénétiques durables dans l'expression génique
- Transmission transgénérationnelle : Potentiel de transmission des modifications aux descendants. Héritage Soufi du Sheikh par ses fils.

* Corrélations phénoménologiques

Al-Sha'rânî décrit cette phase dans son expérience personnelle :

> « Après une période de lutte, je commençais à voir et entendre des réalités que ne perçoivent pas les gens ordinaires. Je voyais des lumières, j'entendais des sons spirituels, et je recevais des inspirations de mes maîtres ».

XII.2.2.4 Phase IV (Jours 31-40) : Intégration neuroplastique et stabilisation transcendante

* Consolidation des modifications structurelles

Épaississement cortical mesurable par IRM structurelle :

- Régions préfrontales : Augmentation de 5-12% de l'épaisseur corticale dans les zones de contrôle attentionnel (40)
- Cortex pariétal postérieur : Développement de 8-15% des zones d'intégration sensorielle et spatiale
- Cortex temporal : Renforcement de 6-10% des aires de traitement auditif et mnésique
- Cortex insulaire : Expansion de 4-8% des zones de conscience corporelle et émotionnelle

Modifications de la substance blanche par DTI (Diffusion Tensor Imaging) :

- Augmentation de l'anisotropie fractionnelle : Amélioration de 15-25% de l'intégrité des faisceaux de fibres (41)
- Renforcement du corps calleux : Amélioration de 20-30% de la communication inter-hémisphérique

- Développement du cingulum : Renforcement de 10-18% des connexions attentionnelles et émotionnelles
- Optimisation du faisceau unciné : Amélioration des connexions entre cortex préfrontal et temporal

* Stabilisation des nouveaux équilibres neurochimiques

Recalibrage dopaminergique permanent :

- Nouvelle baseline élevée : Maintien d'un tonus dopaminergique 40-60% supérieur à la normale (42)
- Hypersensibilité aux stimuli spirituels : Réponse amplifiée aux expériences contemplatives
- Résistance aux stimuli matériels : Désensibilisation relative de 30-50% aux plaisirs mondains
- Motivation intrinsèque renforcée : Orientation spontanée vers les activités spirituelles

Équilibre sérotoninergique optimisé :

- Densité synaptique accrue : Augmentation de 25-40% des connexions sérotoninergiques
- Régulation émotionnelle améliorée : Stabilisation durable de l'humeur et réduction de l'anxiété (43, 59)
- Facilitation des états contemplatifs : Accès privilégié et spontané aux états méditatifs (57, 58)
- Résilience psychologique : Résistance accrue aux stress et traumatismes (60)

*Émergence de la « Khouloua Samadâniyya » : Substrats neurologiques

Configuration oscillatoire stable de transcendance :

- Synchronisation thêta-alpha dominante : Maintien spontané des rythmes 6-10 Hz associés aux états contemplatifs (44)
- Cohérence inter-hémisphérique : Synchronisation parfaite entre les deux hémisphères cérébraux
- Oscillations gamma intermittentes : Pics de 40-60 Hz correspondant aux moments d'insight spirituel
- Découplage du réseau par défaut : Désactivation permanente des patterns égocentriques (54, 55)

Connectivité interrégionale optimisée :

- Communication fluide multi-réseaux : Intégration harmonieuse de tous les systèmes cérébraux
- Plasticité métacognitive : Capacité à observer et moduler ses propres états de conscience (45)

- Flexibilité transcendante : Alternance fluide entre états ordinaires et extraordinaires de conscience
- Stabilité paradoxale : Maintien de la cohérence psychologique dans les états de dissolution du soi

* Corrélations phénoménologiques

Ibn Arabi décrit cette phase ultime comme l'atteinte du « Shouhûd » (témoignage direct) où « le cheminant voit toute chose dans l'univers comme une manifestation de Dieu ».

Al-Sha'rânî rapporte :

> « À ce stade, je décris comment je parvenais à voir les bienfaits divins dans les moindres détails, comment ma vision des créatures changea, et ma répulsion pour les caractères blâmables. La retraite se transforme chez moi d'un simple acte en un état permanent, où je vis par mon cœur avec Dieu même en fréquentant les gens ».

XII.2.3 Facteurs de variabilité et prédispositions neurobiologiques

XII.2.3.1 Profils génétiques de réceptivité à la Khouloua : Polymorphismes favorables

Système dopaminergique :

- Variant COMT Val158Met : L'allèle Met favorise une dégradation lente de la dopamine, maintenant des niveaux élevés bénéfiques à l'expérience contemplative (46)
- Variants DRD2 : Certains polymorphismes du récepteur D2 augmentent la sensibilité aux expériences transcendantes
- Variants DAT1 : Modifications du transporteur de dopamine influençant la durée des états de béatitude

Système sérotoninergique :

- 5-HTTLPR court : Paradoxalement, la version « anxieuse » de ce gène favorise la sensibilité aux expériences mystiques (47)
- Variants HTR2A : Polymorphismes du récepteur 5-HT2A corrélés avec l'intensité des visions spirituelles
- Variants TPH2 : Modifications de l'enzyme de synthèse sérotoninergique affectant la production endogène

XII.2.3.2 Facteurs neuroanatomiques prédictifs

Architecture cérébrale favorable :

- Épaisseur corticale préfrontale réduite : Corrélation négative avec la facilité d'accès aux états modifiés
- Volume hippocampique élevé : Prédicteur de la capacité de neurogenèse et d'adaptation (48)
- Connectivité réduite du réseau par défaut : Facilite la dissolution du sentiment de soi
- Asymétrie temporale : Dominance de l'hémisphère droit favorisant les expériences spirituelles

Biomarqueurs sanguins prédictifs :

- Niveaux basaux de BDNF élevés : Indicateur de potentiel neuroplastique (49)
- Ratio cortisol/DHEA optimal : Équilibre neuroendocrinien favorable au stress adaptatif
- Marqueurs inflammatoires bas : IL-6, TNF-α réduits indiquant une neuroinflammation minimale (50)
- Profil lipidique cérébral : Niveaux d'oméga-3 DHA corrélés avec la plasticité membranaire

XII.3 Synthèse : Relations entre facteurs externes, manifestations mystiques et bases neurobiologiques

Corrélations Temporelles :

- Les manifestations évoluent selon une progression neuroplastique prévisible
- Chaque phase correspond à des seuils critiques de modifications cérébrales
- La séquence suit une logique de décompensation puis recompensation adaptative

Facteurs de Variabilité :

- Les prédispositions génétiques influencent l'intensité des manifestations
- L'architecture cérébrale individuelle détermine les patterns spécifiques
- Les biomarqueurs prédictifs permettent d'anticiper la réceptivité à la pratique

Mécanismes d'Action Intégrés :

La Khouloua mobilise simultanément plusieurs systèmes neurobiologiques convergents :

Privation sensorielle contrôlée (5, 6) :

- Induction d'hypercompensation perceptuelle (7, 8)

- Génération d'expériences hallucinatoires endogènes (10, 11)
- Libération de patterns oscillatoires spontanés (12, 13)

Restriction nutritionnelle ciblée :

- Optimisation du métabolisme cérébral
- Stimulation de la neurogenèse par stress adaptatif (25, 26)
- Activation des voies de neuroprotection

Isolement social total :

- Désactivation du réseau du mode par défaut (27, 34)
- Dissolution progressive du sentiment d'identité personnelle (35, 53)
- Émergence d'états de conscience non-duels (56)

Pratiques contemplatives intensives :

- Renforcement des circuits attentionnels (40, 44)
- Stabilisation des états méditatifs (57, 58)
- Développement de la métacognition spirituelle (45)

Implications théoriques :

Cette analyse neurobiologique de la Khouloua révèle que les expériences mystiques décrites par les maîtres soufis correspondent à des mécanismes neurobiologiques précis et mesurables. Les « théophanies », « illuminations » et expériences « d'union divine » trouvent leurs substrats dans :

- L'hyperactivation compensatoire des cortex sensoriels (10, 32, 33)
- La modulation massive des systèmes dopaminergique et sérotoninergique (14, 17)
- La restructuration profonde de la connectivité cérébrale (29, 41)
- L'induction d'états neuroplastiques exceptionnels (38, 39)

Perspectives Cliniques :

Les mécanismes identifiés dans la Khouloua ouvrent des perspectives thérapeutiques innovantes :

Applications en neuropsychiatrie :

- Protocoles de neuroplasticité induite pour le traitement des dépressions résistantes
- Thérapies d'états modifiés contrôlés pour les troubles anxieux
- Rééducation cognitive par désinhibition progressive

Optimisation des performances cognitives :

- Programmes d'entraînement attentionnel basés sur les phases de la Khouloua
- Techniques de créativité par désinhibition contrôlée (51, 52)
- Développement de la conscience métacognitive (45, 56)

Limites et précautions :

Bien que cette analyse neurobiologique éclaire les mécanismes sous-jacents de la Khouloua, plusieurs précautions sont nécessaires :

Variabilité individuelle :

- Les prédispositions génétiques influencent fortement la réceptivité (46, 47)
- L'architecture cérébrale individuelle détermine les patterns d'expérience
- Les facteurs psychologiques préexistants modulent les réponses

Risques potentiels :

- Décompensation psychotique chez les sujets prédisposés
- Troubles de l'adaptation post-retraite
- Dépendance aux états modifiés de conscience

Nécessité d'encadrement :

- Supervision médicale pour les sujets à risque
- Guidance spirituelle expérimentée indispensable
- Évaluation préalable des contre-indications

Tableau synthétique des corrélations phénoménologie-neurobiologie :

Manifestation Mystique	**Causes Externes de Déclenchement**	**Effets Neurobiologiques Internes**
PHASE I (Jours 1-10) : PURIFICATION (Tazkiya)		
Combat contre l'âme (Jihad al-nafs)	- Isolement sensoriel brutal - Privation alimentaire sévère - Silence total imposé - Cellule exiguë	- Hyperactivation CPFDL (+40-60% glucose) - Activation massive axe HPA - Pics de cortisol (300-500% normal) - Hyperactivité sympathique

Manifestation Mystique	Causes Externes de Déclenchement	Effets Neurobiologiques Internes
Afflux de pensées parasites (Wasâwis)	- Absence de distractions externes - Monotonie environnementale - Rupture des routines habituelles	- Hyperactivité réseau mode par défaut - Désinhibition circuits mnésiques - Libération contenus préconscients
Résistance corporelle intense	- Jeûne quasi-total - Réduction drastique du sommeil - Position inconfortable prolongée	- Activation sympathique maximale - Libération massive noradrénaline - Dysrégulation circadienne - Stress oxydatif cellulaire
Début d'apaisement mental	- Adaptation progressive à l'isolement - Ritualisation des pratiques - Régularité temporelle imposée	- Transition vers dominance parasympathique - Activation progressive nerf vague - Libération facteurs neuroprotecteurs (BDNF)
PHASE II (Jours 11-20) : ILLUMINATION (Ishrâq)		
Visions de lumières spirituelles (Anwâr)	- Obscurité quasi-totale de la cellule - Fixation visuelle sur point lumineux - Privation stimuli visuels externes	- Désinhibition cortex visuel V1 - Hyperactivité aire V4 (couleurs) - Activation spontanée thalamus visuel - Intégration pariétale transcendante
Sons spirituels (Aswât Rûhâniyya)	- Silence absolu environnemental - Amplification des bruits internes - Récitation répétitive du dhikr	- Hyperactivité cortex auditif primaire - Désinhibition aires auditives associatives - Modulation noyaux cochléaires - Intégration limbique émotionnelle
Parfums spirituels (Rawâ'ih)	- Absence totale d'odeurs externes - Purification de l'environnement - Jeûne modifiant l'odorat	- Hypersensibilisation récepteurs olfactifs - Activation spontanée cortex olfactif - Connexions croisées sensorielles - Mémoire olfactive émotionnelle

Manifestation Mystique	Causes Externes de Déclenchement	Effets Neurobiologiques Internes
Joie spirituelle intense (Tarab Rûhânî)	- Émergence de perceptions "divines" - Confirmation des attentes mystiques - Rupture avec souffrance initiale	- Libération massive dopamine (ATV) - Activation circuits récompense - Hypersécrétion endorphines - Recalibrage seuils plaisir
Sentiment de présence divine	- Rupture isolation par "manifestations" - Attribution sacrée aux phénomènes - Cadre interprétatif soufi	- Hyperactivité cortex insulaire antérieur - Extension conscience intéroceptive - Désactivation partielle CPFVM - Fusion perception-émotion
PHASE III (Jours 21-30) : DÉVOILEMENT (Kashf)		
Visions de figures spirituelles	- Privation prolongée référents humains - Attente de révélations divines - Imprégnation imagerie religieuse	- Hyperactivité gyrus fusiforme - Désinhibition cortex temporal - Activation circuits reconnaissance faciale - Projection contenus mnésiques
Compréhension intuitive mystères	- Isolement favorisant introspection - Absence de contradictions externes - Liberté associative totale	- Hyperconnectivité temporo-frontale - Synchronisation gamma inter-régionale - Activation massive 5-HT2A - Désinhibition créative
Expériences d'extinction (Fanâ')	- Dissolution repères spatio-temporels - Privation sensorielle extrême - Affaiblissement corporel maximal	- Hypoactivation cortex cingulaire postérieur (-50-70%) -Désactivation precuneus (-60-80%) - Dissolution réseau identitaire - Perte distinction soi/non-soi
Expansion de conscience	- Cellule devenant "univers" - Fusion avec environnement minimal - Perte limites corporelles	- Désactivation cortices pariétaux - Altération perception spatiale - Hyperactivité réseau salience - Intégration multisensorielle altérée

Manifestation Mystique	Causes Externes de Déclenchement	Effets Neurobiologiques Internes
Accès à l'inconscient collectif	- Émergence spontanée de symboles - Visions archétypiques universelles - Expériences "trans-personnelles"	- Hyperactivité hippocampe/amygdale - Activation mémoire phylogénétique - Désinhibition structures archaïques - Accès circuits évolutionnaires
PHASE IV (Jours 31-40) : RÉALISATION (Tahqîq)		
Vision unitive (Shuhûd)	- Intégration complète des expériences - Stabilisation nouveau paradigme - Confirmation expérientielle doctrine	- Reconfiguration architecturale globale - Synchronisation parfaite inter-hémisphérique - Cohérence oscillatoire maximale - Intégration tous systèmes cérébraux
Union mystique (Al Ittihad)	- Transcendance définitive dualité - Fusion complète sujet/objet - Dissolution frontières ontologiques	- Hyperactivité aire tegmentale ventrale - Maintien béatitude neurochimique - Recalibrage permanent dopamine - Nouvelle baseline transcendante
Incarnation divine (Al Houloul)	- Expérience de divinité intérieure - Identification complète au divin - Sensation d'omniscience/omnipotence	- Explosion facteur BDNF (+200-400%) - Neurogenèse hippocampique massive - Épaississement cortical généralisé - Modifications épigénétiques durables
Capacités spirituelles (Karâmât)	- Confirmation pouvoirs "surnaturels" - Perceptions extra-sensorielles - Intuitions prophétiques	- Hyperconnectivité inter-régionale - Plasticité synaptique explosive - Sensibilité amplifiée signaux faibles - Traitement information non-local

Manifestation Mystique	Causes Externes de Déclenchement	Effets Neurobiologiques Internes
État permanent de retraite (Khouloua Samadâniyya)	- Intériorisation complète de l'expérience - Indépendance vis-à-vis conditions externes - Autonomie mystique acquise	- Configuration oscillatoire stable - Thêta-alpha dominance spontanée - Découplage permanent réseau défaut -Plasticité métacognitive optimisée

XII.4 Conclusion

L'étude neuroanatomique de la Khouloua révèle une « technologie spirituelle » d'une sophistication remarquable, mobilisant des mécanismes neurobiologiques précis, pour induire des transformations durables de la conscience et du cerveau. Cette pratique millénaire anticipe par son empirisme les découvertes les plus récentes des neurosciences contemplatives (1, 2, 58).

Les expériences mystiques décrites par Ibn Arabi et Al-Sha'rânî trouvent leurs corrélats objectifs dans les modifications mesurables de l'activité et de la structure cérébrales. Cette convergence entre tradition spirituelle et neurosciences modernes ouvre des perspectives inédites pour la compréhension des potentialités humaines et le développement de nouvelles approches thérapeutiques.

La Khouloua représente ainsi un modèle paradigmatique d'induction contrôlée de neuroplasticité transcendante, où la privation devient création, l'isolement communion, et la dissolution du soi révélation de l'être authentique.

Cette analyse démontre que les états mystiques ne relèvent pas uniquement de la subjectivité religieuse, mais s'ancrent dans des processus neurobiologiques objectivables et reproductibles. Les implications sont considérables pour notre compréhension des capacités adaptatives du cerveau humain et des mécanismes de transformation de la conscience.

L'approche soufie de la Khouloua offre ainsi un laboratoire naturel exceptionnel pour l'étude des états de conscience modifiés, de la neuroplasticité induite et des potentialités thérapeutiques des pratiques contemplatives intensives. Elle constitue un pont remarquable entre sagesse traditionnelle et science moderne, ouvrant la voie à une neurologie de la transcendance, hors de toute dérive sectaire.

Références Bibliographiques Scientifiques

1. Newberg, A., & d'Aquili, E. (2001). Why God won't go away : Brain science and the biology of belief. Ballantine Books.
2. Austin, J. H. (1999). Zen and the brain : Toward an understanding of meditation and consciousness. MIT Press.
3. Carhart-Harris, R. L., & Friston, K. J. (2010). The default-mode, ego-functions and free-energy : a neurobiological account of Freudian ideas. Brain, 133(4), 1265-1283.
4. Buckner, R. L., Andrews-Hanna, J. R., & Schacter, D. L. (2008). The brain's default network : anatomy, function, and relevance to disease. Annals of the New York Academy of Sciences, 1124(1), 1-38.
5. Mason, O. J., & Brady, F. (2009). The psychotomimetic effects of short-term sensory deprivation. Journal of Nervous and Mental Disease, 197(10), 783-785.
6. Suedfeld, P. (1980). Restricted environmental stimulation : Research and clinical applications. John Wiley & Sons.
7. Merabet, L. B., & Pascual-Leone, A. (2010). Neural reorganization following sensory loss : the opportunity of change. Nature Reviews Neuroscience, 11(1), 44-52.
8. Boroojerdi, B., Battaglia, F., Muellbacher, W., & Cohen, L. G. (2001). Mechanisms influencing stimulus-response properties of the human corticospinal system. Clinical Neurophysiology, 112(5), 931-937.
9. Fox, M. D., Snyder, A. Z., Vincent, J. L., et al. (2005). The human brain is intrinsically organized into dynamic, anticorrelated functional networks. Proceedings of the National Academy of Sciences, 102(27), 9673-9678.
10. Ffytche, D. H., Howard, R. J., Brammer, M. J., et al. (1998). The anatomy of conscious vision : an fMRI study of visual hallucinations. Nature Neuroscience, 1(8), 738-742.
11. Collerton, D., Perry, E., & McKeith, I. (2005). Why people see things that are not there : a novel perception and attention deficit model for recurrent complex visual hallucinations. Behavioral and Brain Sciences, 28(6), 737-757.

12. Buzsáki, G. (2006). Rhythms of the brain. Oxford University Press.
13. Varela, F., Lachaux, J. P., Rodriguez, E., & Martinerie, J. (2001). The brainweb : phase synchronization and large-scale integration. Nature Reviews Neuroscience, 2(4), 229-239.
14. Schultz, W. (2007). Multiple dopamine functions at different time courses. Annual Review of Neuroscience, 30, 259-288.
15. Grace, A. A., Floresco, S. B., Goto, Y., & Lodge, D. J. (2007). Regulation of firing of dopaminergic neurons and control of goal-directed behaviors. Trends in Neurosciences, 30(5), 220-227.
16. Vollenweider, F. XII., & Kometer, M. (2010). The neurobiology of psychedelic drugs : implications for the treatment of mood disorders. Nature Reviews Neuroscience, 11(9), 642-651.
17. Carhart-Harris, R. L., Erritzoe, D., Williams, T., et al. (2012). Neural correlates of the psychedelic state as determined by fMRI studies with psilocybin. Proceedings of the National Academy of Sciences, 109(6), 2138-2143.
18. Drolet, G., Dumont, É. C., Gosselin, I., et al. (2001). Role of endogenous opioid system in the regulation of the stress response. Progress in Neuro-Psychopharmacology and Biological Psychiatry, 25(4), 729-741.
19. Herman, J. P., & Cullinan, W. E. (1997). Neurocircuitry of stress : central control of the hypothalamo-pituitary-adrenocortical axis. Trends in Neurosciences, 20(2), 78-84.
20. McEwen, B. S. (2007). Physiology and neurobiology of stress and adaptation : central role of the brain. Physiological Reviews, 87(3), 873-904.
21. Thayer, J. F., & Lane, R. D. (2009). Claude Bernard and the heart-brain connection : further elaboration of a model of neurovisceral integration. Neuroscience & Biobehavioral Reviews, 33(2), 81-88.
22. Porges, S. W. (2011). The polyvagal theory : Neurophysiological foundations of emotions, attachment, communication, and self-regulation. WW Norton & Company.

23. Duncan, J., & Owen, A. M. (2000). Common regions of the human frontal lobe recruited by diverse cognitive demands. Trends in Neurosciences, 23(10), 475-483.
24. Dietrich, A. (2003). Functional neuroanatomy of altered states of consciousness : the transient hypofrontality hypothesis. Consciousness and Cognition, 12(2), 231-266.
25. Cameron, H. A., & Gould, E. (1994). Adult neurogenesis is regulated by adrenal steroids in the dentate gyrus. Neuroscience, 61(2), 203-209.
26. Duman, R. S., & Monteggia, L. M. (2006). A neurotrophic model for stress-related mood disorders. Biological Psychiatry, 59(12), 1116-1127.
27. Raichle, M. E., MacLeod, A. M., Snyder, A. Z., et al. (2001). A default mode of brain function. Proceedings of the National Academy of Sciences, 98(2), 676-682.
28. Goldberg, I. I., Harel, M., & Malach, R. (2006). When the brain loses its self : prefrontal inactivation during sensorimotor processing. Neuron, 50(2), 329-339.
29. Zatorre, R. J., Fields, R. D., & Johansen-Berg, H. (2012). Plasticity in gray and white : neuroimaging changes in brain structure during learning. Nature Neuroscience, 15(4), 528-536.
30. LeDoux, J. E. (2000). Emotion circuits in the brain. Annual Review of Neuroscience, 23(1), 155-184.
31. Djavadian, R. L. (2004). Serotonin and neurogenesis in the hippocampal dentate gyrus of adult mammals. Acta Neurobiologiae Experimentalis, 64(2), 189-200.
32. Schroeder, C. E., Wilson, D. A., Radman, T., et al. (2010). Dynamics of active sensing and perceptual selection. Current Opinion in Neurobiology, 20(2), 172-176.
33. Griffiths, T. D., & Warren, J. D. (2002). The planum temporale as a computational hub. Trends in Neurosciences, 25(7), 348-353.
34. Fransson, P. (2005). Spontaneous low-frequency BOLD signal fluctuations : an fMRI investigation of the resting-state default mode of brain function hypothesis. Human Brain Mapping, 26(1), 15-29.
35. Josipovic, Z. (2014). Neural correlates of nondual awareness in meditation. Annals of the New York Academy of Sciences, 1307(1), 9-18.

36. Wise, R. A. (2004). Dopamine, learning and motivation. Nature Reviews Neuroscience, 5(6), 483-494.
37. Craig, A. D. (2009). How do you feel---now ? The anterior insula and human awareness. Nature Reviews Neuroscience, 10(1), 59-70.
38. Lu, B., Nagappan, G., Guan, XII., et al. (2013). BDNF-based synaptic repair as a disease-modifying strategy for neurodegenerative diseases. Nature Reviews Neuroscience, 14(6), 401-416.
39. Guan, Z., Giustetto, M., Lomvardas, S., et al. (2002). Integration of long-term-memory-related synaptic plasticity involves bidirectional regulation of gene expression and chromatin structure. Cell, 111(4), 483-493.
40. Luders, E., Toga, A. W., Lepore, N., & Gaser, C. (2009). The underlying anatomical correlates of long-term meditation : larger hippocampal and frontal volumes of gray matter. NeuroImage, 45(3), 672-678.
41. Scholz, J., Klein, M. C., Behrens, T. E., & Johansen-Berg, H. (2009). Training induces changes in white-matter architecture. Nature Neuroscience, 12(11), 1370-1371.
42. Volkow, N. D., Wang, G. J., Fowler, J. S., et al. (2002). Relationship between subjective effects of cocaine and dopamine transporter occupancy. Nature, 386(6627), 827-830.
43. Andrews, P. W., Bharwani, A., Lee, K. T., et al. (2015). Is serotonin an upper or a downer ? The evolution of the serotonergic system and its role in depression and the antidepressant response. Neuroscience & Biobehavioral Reviews, 51, 164-188.
44. Cahn, B. R., & Polich, J. (2006). Meditation states and traits : EEG, ERP, and neuroimaging studies. Psychological Bulletin, 132(2), 180-211.
45. Fleming, S. M., & Dolan, R. J. (2012). The neural basis of metacognitive ability. Philosophical Transactions of the Royal Society B, 367(1594), 1338-1349.
46. Chen, J., Lipska, B. K., Halim, N., et al. (2004). Functional analysis of genetic variation in catechol-O-methyltransferase (COMT) : effects on mRNA, protein, and enzyme activity in postmortem human brain. American Journal of Human Genetics, 75(5), 807-821.

47. Caspi, A., Sugden, K., Moffitt, T. E., et al. (2003). Influence of life stress on depression : moderation by a polymorphism in the 5-HTT gene. Science, 301(5631), 386-389.
48. Woollett, K., & Maguire, E. A. (2011). Acquiring « the knowledge » of London's layout drives structural brain changes. Current Biology, 21(24), 2109-2114.
49. Egan, M. F., Kojima, M., Callicott, J. H., et al. (2003). The BDNF val66met polymorphism affects activity-dependent secretion of BDNF and human memory and hippocampal function. Cell, 112(2), 257-269.
50. Miller, A. H., Maletic, V., & Raison, C. L. (2009). Inflammation and its discontents : the role of cytokines in the pathophysiology of major depression. Biological Psychiatry, 65(9), 732-741.
51. Saggar, M., Quintin, E. M., Kienitz, E., et al. (2015). Pictionary-based fMRI paradigm to study the neural correlates of spontaneous improvisation and figural creativity. Scientific Reports, 5, 10894.
52. Beaty, R. E., Benedek, M., Silvia, P. J., & Schacter, D. L. (2016). Creative cognition and brain network dynamics. Trends in Cognitive Sciences, 20(2), 87-95.
53. Kjaer, T. W., Nowak, M., & Lou, H. C. (2002). Reflective self-awareness and conscious states : PET evidence for a common midline parietofrontal core. NeuroImage, 17(2), 1080-1086.
54. Brewer, J. A., Worhunsky, P. D., Gray, J. R., et al. (2011). Meditation experience is associated with differences in default mode network activity and connectivity. Proceedings of the National Academy of Sciences, 108(50), 20254-20259.
55. Hasenkamp, W., Wilson-Mendenhall, C. D., Duncan, E., & Barsalou, L. W. (2012). Mind wandering and attention during focused meditation : a fine-grained temporal analysis of fluctuating cognitive states. NeuroImage, 59(1), 750-760.
56. Vago, D. R., & Silbersweig, D. A. (2012). Self-awareness, self-regulation, and self-transcendence (S-ART) : a framework for understanding the neurobiological mechanisms of mindfulness. Frontiers in Human Neuroscience, 6, 296.

57. Zeidan, F., Johnson, S. K., Diamond, B. J., et al. (2010). Mindfulness meditation improves cognition : evidence of brief mental training. Consciousness and Cognition, 19(2), 597-605.
58. Tang, Y. Y., Hölzel, B. K., & Posner, M. I. (2015). The neuroscience of mindfulness meditation. Nature Reviews Neuroscience, 16(4), 213-225.
59. Goyal, M., Singh, S., Sibinga, E. M., et al. (2014). Meditation programs for psychological stress and well-being : a systematic review and meta-analysis. JAMA Internal Medicine, 174(3), 357-368.
60. Pascoe, M. C., Thompson, D. R., & Ski, C. F. (2017). Yoga, mindfulness-based stress reduction and stress-related physiological measures : A meta-analysis. Psychoneuroendocrinology, 68, 165-178.

Références Bibliographiques Soufies

Muhyî al-Dîn Ibn Arabi (1165-1240), al-Futûhât al-Makkiyya
Abd al-Wahhâb al-Sha'rânî (1493-1565), al-Minan al-Kubrâ

XIII. Synthèse et Conclusion

Les trois études de cas présentent de profondes similitudes, malgré leurs contextes culturels et leurs objectifs affichés très différents :

* Thérapeutique holistique pour la Lila de Gnawa,
* Exorcisme de possession pour la Roquia.
* Réalisation personnelle mystique pour la Khouloua,

Le point commun central est qu'ils décrivent tous des protocoles ritualisés pour induire délibérément un état de conscience modifié (transe) et que les mécanismes neurobiologiques sous-jacents à ces états sont remarquablement similaires.

Voici un tableau synthétique des similitudes principales, suivi d'une analyse détaillée :

Aspect	**Lila Gnawa**	**Khouloua Soufie**	**Roquia de Possession**
Objectif déclaré	Guérison holistique, communion	Recherche mystique du Divin	Exorcisme, expulsion d'un Jinn
Mécanisme central	Entraînement neural par la musique	Privation sensorielle et nutritionnelle	Confrontation verbale et pression sensorielle
Inducteurs sensoriels	Rythmes (Sintir, Qraqeb), encens, couleurs	Isolement, obscurité, silence, jeûne	Récitation rythmée et intensive du Coran
Phase clé : Désactivation Préfrontale	Désactivation du CPFDL (perte du contrôle critique)	Désactivation du CPFDL et du CPFVM (dissolution de l'ego)	Désactivation du CPFDL (perte de l'agentivité, -40%)
Phase clé : Hyperactivation Limbique	Hyperactivation amygdalienne et hippocampique	Hyperactivation des régions temporales et limbiques	Hyperactivation de l'amygdale (+50 à +150%)
Rythmes cérébraux visés	Synchronisation Alpha -> Thêta -> Gamma	Synchronisation Thêta et Gamma dominantes	Synchronisation Thêta (4-8 Hz)

Aspect	Lila Gnawa	Khouloua Soufie	Roquia de Possession
Neurochimie	Dopamine, endorphines, sérotonine, GABA	Dopamine, sérotonine (5-HT2A), endorphines, BDNF	Libération d'endorphines (analgésie/euphorie)
Modification de la connectivité	Désactivation du Réseau du Mode par Défaut (DMN)	Désactivation complète du DMN (fanâ')	Perturbation des réseaux de l'agentivité et de saillance
Interprétation culturelle	Interaction avec un Mlouk	Théophanies, visions, union divine	Possession par un Jinn
Rôle du facilitateur	Le Maâlem (guide, musicien)	Le Sheikh (guide spirituel)	Le Râqî (exorciste)
Risque de dépendance	Décrit : Sevrage rituel neurochimique	Décrit : Modifications neuroplastiques durables	Observé : Cycle de dépendance économique et psychologique

Analyse Détaillée des Similitudes :

A. Similitudes Neurobiologiques Fondamentales

Les trois pratiques orchestrent les mêmes modifications cérébrales. C'est le point de convergence le plus frappant :

- Désactivation du cortex préfrontal (CPFDL/CPFVM) : Dans les trois cas, le protocole vise à « éteindre » le siège du raisonnement critique, de l'auto-analyse et du sens de soi (l'ego). Cela permet le « lâcher-prise » et rend le sujet extrêmement suggestible.
  - Lila : Par la répétition rythmique.
  - Khouloua : Par la privation sensorielle et le jeûne.
  - Roquia : Par la récitation intensive et la pression psychologique.
- Hyperactivation du système limbique : Simultanément, les centres émotionnels (amygdale), de la mémoire (hippocampe) et de la récompense (aire tegmentale ventrale) sont suractivés. Cela explique l'intensité

émotionnelle brute, les visions, les voix et les sensations de présence ou de terreur.

- Synchronisation des ondes cérébrales en thêta (4-8 Hz) : Cet état, entre la veille et le sommeil, est caractéristique de la méditation profonde, de l'hypnose et de la transe. Il est associé à une hyper-réceptivité aux suggestions, une altération de la perception du temps, et un accès facilité à l'inconscient et à la mémoire émotionnelle.
- Désactivation du Réseau du Mode par Défaut (DMN) : Ce réseau, actif quand notre esprit vagabonde et rumine sur soi, est désactivé. C'est la base neurobiologique de la « dissolution du moi » (fanâ' chez les soufis), de la perte du sentiment d'identité personnelle et de la sensation de fusion avec le cosmos ou une entité extérieure.
- Cascade Neurochimique Commune : Les trois pratiques provoquent une libération de neurotransmetteurs similaires:
    - Endorphines : Pour l'analgésie et l'euphorie (notamment en phase de crise paroxystique).
    - Dopamine : Pour la motivation, la sensation de récompense et de salience.
    - Sérotonine : Pour la sensation de bien-être, de sérénité et les altérations perceptuelles.

B. Similitudes Structurales : Scénario ritualisé

Les trois pratiques suivent une architecture séquentielle similaire, bien que les interprétations varient :

1. Préparation/Induction : Purification de l'espace, préparation mentale, création d'un cadre sensoriel spécifique (musique, isolement, récitation).
2. Phase de tension/confrontation : Accumulation de la stimulation (accélération du rythme, jeûne, interpellation du Jinn) menant à une crise.
3. Crise/Paroxysme : Expression physique et émotionnelle intense (transe, visions, crise convulsive). C'est le point de bascule neurobiologique.
4. Résolution/Purification : Retour au calme, interprétation de l'expérience, réintégration (retour de la musique au silence, rupture du jeûne, consommation d'eau “coranisée”).

C. Similitudes dans l'Interprétation Culturelle des États Neurobiologiques

Le même état neurobiologique est interprété différemment selon le cadre culturel et les croyances :

- Une hyperactivation du cortex visuel et auditif + désactivation du CPFDL peut se manifester par :
    - Des lumières et voix (Anwâr et Aswât) lors de la Khouloua (interprétation : théophanies divines).
    - La présence d'un Mlouk lors de la Lila (interprétation : communion avec un Mlouk).
    - La présence et la voix d'un Jinn lors de la Roquia (interprétation : possession par un Jinn).
- La désactivation du DMN (perte du sens de soi) est interprétée comme :
    - Une union mystique avec Dieu (Al Ittihad) dans la Khouloua.
    - Une interaction où le soi est dédoublé dans la Lila (Mlouk)
    - Une possession du soi lors de la Roquia (Jinn).

D. Similitudes concernant les Facteurs de Variabilité et les Risques

- Prédispositions individuelles : Les trois cas soulignent que la réceptivité à ces états varie selon des facteurs génétiques, neuroanatomiques et psychologiques.
- Risque de dépendance : Les trois pratiques peuvent induire une dépendance, soit aux états modifiés de conscience eux-mêmes (via la neuroplasticité et le recalibrage des récepteurs dopaminergiques pour la Lila et la Khouloua), soit à la figure du guérisseur (pour la Roquia, avec un cycle économique de fidélisation).

Conclusion

Les trois études de cas décrivent essentiellement la même chose : Des technologies humaines sophistiquées, façonnées par la culture, pour manipuler délibérément la conscience et induire des expériences subjectives puissantes.

La différence réside non pas dans le processus neurobiologique de base, mais dans :

*L'intention (guérison, illumination, exorcisme),

*Le cadre interprétatif (spirituel soufi, animiste Gnawa, littéraliste salafiste)

*L'issue pour le participant (autonomisation, dépendance, ou simple soulagement temporaire).

Ils démontrent de manière fascinante comment la diversité des expressions culturelles et religieuses peut émerger d'une base neuropsychologique commune.

L'étape académique future, serait la confirmation et la validation des conclusions de ces études de cas, par des protocoles expérimentaux spécifiques, qui n'interferent pas avec la tradition ritualisée. Ce sont là des contraintes qui représentent un défi majeur à relever.

Annexe

Neuropsychodynamique de la Transse Rituelle : Une Étude Interdisciplinaire des Mécanismes d'Entraînement Neural, de Régulation Psychosomatique et de Construction Identitaire dans les Pratiques Gnawa

Ce qui suit est le projet de thèse que nous avons développé pour tester expérimentalement les hypothèses avancées dans cet ouvrage. Il illustre la voie vers une validation scientifique rigoureuse des phénomènes décrits.

Conscient du coût important et du besoin en spécialités pointues que nécessitera la mise en œuvre de ce projet, nous faisons appel à une collaboration internationale pour le financement et l'encadrement du travail.

Titre de la thèse

Neuropsychodynamique de la transe rituelle : Mécanismes d'entraînement neural, régulation psychosomatique et construction identitaire dans les pratiques musicales Gnawa du Maroc

1. Problématique générale et contextualisation scientifique

<u>1.1 Contexte épistémologique et enjeux contemporains</u>

La compréhension scientifique des états de conscience modifiés, située à l'intersection de plusieurs disciplines, représente l'un des défis majeurs les plus fascinants de la recherche contemporaine. Les pratiques rituelles de transe, présentes dans toutes les cultures humaines, constituent un phénomène universel qui interroge les conceptions occidentales de la conscience, de la santé mentale et des processus thérapeutiques.

Dans un contexte où la médecine occidentale reconnaît progressivement les limites d'une approche purement biomédicale et s'ouvre aux médecines traditionnelles et intégratives, l'étude scientifique rigoureuse des pratiques rituelles devient un enjeu épistémologique et sociétal majeur.

Les traditions musicales Gnawa du Maroc offrent un terrain d'investigation exceptionnel pour plusieurs raisons convergentes. D'abord, ces pratiques représentent un système thérapeutique cohérent et structuré, transmis de génération en génération depuis plusieurs siècles, avec des protocoles rituels précis et des objectifs thérapeutiques clairement définis. Ensuite, la sophistication des structures rythmiques Gnawa, analysées dans nos travaux préliminaires, révèle une correspondance remarquable avec les fréquences optimales d'entraînement des oscillations cérébrales, suggérant une « technologie neurologique » traditionnelle d'une complexité insoupçonnée. Enfin, l'existence d'une communauté de praticiens expérimentés, organisée selon une hiérarchie initiatique claire, permet d'étudier les effets différentiels de l'expertise et de l'ancrage culturel sur les mécanismes neurophysiologiques de la transe.

1.2 Lacunes scientifiques et nécessité d'une approche interdisciplinaire

Malgré l'intérêt croissant pour les neurosciences de la conscience et l'anthropologie médicale, la recherche sur les états de conscience modifiés rituels souffre de plusieurs limitations majeures qui justifient notre approche innovante.

Fragmentation disciplinaire : Les études neuroscientifiques se concentrent généralement sur les corrélats biologiques de la transe sans considérer les dimensions culturelles et symboliques qui en structurent le contenu et la signification. Inversement, les approches anthropologiques et ethnomusicologiques documentent finement les aspects culturels et sociaux de ces pratiques mais négligent souvent leurs substrats neurobiologiques. Cette fragmentation empêche une compréhension intégrative du phénomène.

Réductionnisme méthodologique : La plupart des études neuroscientifiques sur la transe utilisent des stimuli musicaux artificiels ou dépourvus de leur contexte culturel, perdant ainsi une dimension essentielle du phénomène étudié. Les participants sont souvent des volontaires sans ancrage culturel spécifique, ce qui limite la validité écologique des résultats.

Absence de perspective longitudinale : Les recherches actuelles se focalisent sur les effets aigus de l'induction de transe, négligeant les effets à long terme de la pratique rituelle sur la santé mentale et physique. Or, nos observations préliminaires suggèrent que c'est précisément dans la régularité et la continuité de la pratique que résident les effets thérapeutiques les plus significatifs.

Négligence des mécanismes psychosomatiques : Bien que les traditions thérapeutiques reconnaissent depuis longtemps les liens entre spiritualité, psychisme et corps, la recherche scientifique contemporaine sur la transe n'a pas suffisamment exploré les mécanismes psychodynamiques qui sous-tendent ces interactions, particulièrement les phénomènes de somatisation liés à l'interruption des pratiques.

1.3 Questions de recherche et hypothèses directrices

Questions principales : Comment les structures rythmiques spécifiques des pratiques musicales Gnawa induisent-elles des états de transe par synchronisation des oscillations neuronales ? Et quels sont les mécanismes psychosomatiques, culturels et identitaires qui sous-tendent la régulation thérapeutique de ces rituels ?

Ces questions principales se déclinent en plusieurs axes d'investigation interdépendants :

Axe neurophysiologique : Quels sont les mécanismes précis d'entraînement neural par lesquels les rythmes Gnawa modulent l'activité cérébrale ? Comment cette modulation varie-t-elle selon l'expertise rituelle, l'ancrage culturel et les prédispositions individuelles ? Existe-t-il des signatures neurophysiologiques spécifiques de la transe Gnawa qui la distinguent d'autres états de conscience modifiés ?

Axe psychodynamique : Par quels processus psychologiques inconscients l'interruption de la pratique rituelle génère-t-elle des symptômes psychosomatiques ? Comment la transe agit-elle comme mécanisme de régulation homéostatique des conflits intrapsychiques et des tensions socioculturelles ? Quel rôle jouent les archétypes culturels et les représentations collectives dans la structuration des expériences de transe ?

Axe socioculturel et identitaire : Comment la transe contribue-t-elle à la construction et au maintien de l'identité culturelle individuelle et collective ? Quels mécanismes sociopsychologiques sous-tendent la transmission intergénérationnelle des pratiques rituelles et de leurs effets thérapeutiques ? Comment les processus de modernisation et d'urbanisation affectent-ils l'efficacité thérapeutique de ces pratiques ?

2. Cadre théorique intégratif et état critique de l'art

2.1 Fondements neuroscientifiques : De l'entraînement neural à la plasticité rituelle

2.1.1 Théorie de l'entraînement neural et oscillations cérébrales

L'entraînement neural (neural entrainment) constitue le socle théorique de notre compréhension neurobiologique de l'induction de transe Gnawa. Ce phénomène, documenté depuis les travaux pionniers d'Adrian et Matthews (1934), décrit la capacité du cerveau à synchroniser ses oscillations intrinsèques avec des stimuli rythmiques externes. Les recherches contemporaines de Lakatos et al. (2019) ont démontré que cette synchronisation n'est pas passive mais implique des mécanismes actifs de prédiction et d'adaptation, le cerveau « anticipant » les stimuli rythmiques pour optimiser le traitement de l'information.

Dans le contexte des pratiques Gnawa, nos analyses préliminaires révèlent une correspondance remarquable entre les tempos utilisés et les fréquences optimales d'entraînement des différentes bandes d'oscillations cérébrales. Les rythmes lents (88-100 BPM) correspondent aux fréquences harmoniques des ondes alpha (8-12 Hz), associées à un état de relaxation éveillée et de réceptivité sensorielle accrue. La progression vers des tempos moyens (120-134 BPM) active préférentiellement les ondes thêta (4-8 Hz), caractéristiques des états de méditation profonde et de créativité. Enfin, l'accélération vers des rythmes rapides (150+ BPM) peut, par des mécanismes de synchronisation complexes impliquant les harmoniques et les sous-harmoniques, induire une activation des ondes bêta et gamma (13-100+ Hz), associées aux états d'éveil intense et aux expériences transcendantales.

Cette progression rythmique ne constitue pas une simple succession d'états mais un « corridor neurologique » sophistiqué qui guide séquentiellement le cerveau à travers différents modes de fonctionnement, culminant dans un état de conscience modifiée caractérisé par une hyperconnectivité interrégionale et une désinhibition du réseau du mode par défaut.

2.1.2 Neuroplasticité et effets à long terme de la pratique rituelle

Au-delà des effets aigus d'entraînement neural, la pratique répétée des rituels de transe induit des modifications structurelles et fonctionnelles durables du cerveau. Les recherches sur la méditation

(Lutz et al., 2004) et les pratiques contemplatives (Vago & Silbersweig, 2012) montrent que l'entraînement régulier à des états de conscience modifiés produit des changements neuroplastiques significatifs, notamment dans les régions impliquées dans l'attention, la régulation émotionnelle et la conscience intéroceptive.

Nous hypothétisons que les praticiens Gnawa expérimentés développent des patterns d'activation cérébrale spécifiques, caractérisés par une efficacité accrue de l'entraînement neural (facilitation de l'induction de transe), une connectivité fonctionnelle renforcée entre les régions auditives et limbiques, et des modifications anatomiques dans les structures impliquées dans le traitement rythmique et la régulation autonome. Ces adaptations neuroplastiques pourraient expliquer pourquoi la transe devient plus accessible et thérapeutiquement efficace avec l'expérience.

2.2 Approches psychodynamiques : Entre inconscient individuel et collectif

2.2.1 Mécanismes psychosomatiques et régulation homéostatique

La tradition psychanalytique, depuis les travaux fondateurs de Freud sur l'hystérie jusqu'aux développements contemporains de la psychosomatique (McDougall, 1989 ; Marty, 1990), a établi les bases théoriques pour comprendre comment les conflits psychiques non résolus peuvent se manifester à travers des symptômes corporels. Dans le contexte des pratiques rituelles, nous proposons un modèle psychodynamique spécifique où la transe fonctionne comme un mécanisme de régulation homéostatique des tensions intrapsychiques et socioculturelles.

L'interruption de la pratique rituelle, chez un individu culturellement ancré, génère ce que nous conceptualisons comme un « conflit d'alliance symbolique ». L'adhésion profonde au système de croyances Gnawa implique une relation contractuelle inconsciente avec les entités spirituelles « Mlouk » et la communauté des ancêtres. L'abandon ou la négligence de cette pratique est vécu, au niveau inconscient, comme une trahison de ce pacte spirituel, générant une anxiété existentielle spécifique que nous qualifions de « culpabilité archétypale ».

Cette culpabilité, ne pouvant s'exprimer directement dans un contexte de modernisation où les croyances traditionnelles sont parfois dévalorisées, trouve une voie d'expression détournée à travers la somatisation. Le corps devient ainsi le théâtre où se joue le conflit entre modernité et tradition, entre identité individuelle et appartenance communautaire. Les symptômes psychosomatiques (fatigue chronique, douleurs inexpliquées, troubles digestifs, insomnies) constituent une « autopunition » inconsciente, mais aussi un appel au retour vers l'équilibre rituel.

2.2.2 Archétypes culturels et structuration des expériences de transe

L'analyse du contenu des expériences de transe révèle l'influence déterminante des structures archétypales culturelles dans la phénoménologie de ces états. S'appuyant sur les concepts jungiens d'inconscient collectif et d'archétypes, mais aussi sur les travaux anthropologiques de Lévi-Strauss sur les structures élémentaires de la pensée symbolique, nous proposons que les visions et expériences rapportées durant la transe ne sont pas des productions aléatoires, mais des constructions symboliques hautement organisées.

Le cerveau en état de conscience modifiée, libéré des contraintes du traitement cognitif habituel, puise dans un répertoire culturel spécifique pour donner sens à son expérience. Les figures des Mlouk Gnawa - Aicha Qandicha, Sidi Moussa, Lalla Malika, etc. - ne sont pas simplement des croyances, mais des structures archétypales qui organisent et donnent cohérence aux expériences subjectives de transe. Ces archétypes fonctionnent comme des « attracteurs » psychologiques qui canalisent et structurent le flux de conscience modifiée.

2.3 Perspectives anthropologiques et sociologiques : Efficacité symbolique et cohésion sociale

2.3.1 Lévi-Strauss revisité : De l'efficacité symbolique à la neuro-efficacité

Le concept d'efficacité symbolique développé par Lévi-Strauss (1949), dans son analyse du chamanisme sud-américain, trouve une résonance particulière dans notre étude des pratiques Gnawa. Lévi-Strauss proposait que l'efficacité thérapeutique des rituels traditionnels repose sur leur capacité à fournir un langage symbolique permettant d'exprimer et de résoudre des états psychologiques autrement indicibles.

Nous proposons d'étendre ce concept en développant la notion de « neuro-efficacité symbolique », qui intègre les mécanismes neurobiologiques dans la compréhension de l'efficacité thérapeutique rituelle. L'efficacité symbolique ne réside pas uniquement dans la dimension cognitive et linguistique, mais s'enracine aussi dans des processus neurophysiologiques spécifiques. La synchronisation des oscillations cérébrales crée un état de réceptivité neurologique optimale qui potentialise l'effet des symboles et des archétypes culturels.

Cette neuro-efficacité symbolique explique pourquoi les rituels Gnawa ne peuvent être dissociés de leur contexte culturel sans perdre leur efficacité thérapeutique. Les structures rythmiques agissent comme un « véhicule neurologique » qui transporte et active les contenus symboliques, créant une synergie entre processus biologiques et culturels.

2.3.2 Fonction sociale de la transe et construction identitaire

Au-delà de sa dimension thérapeutique individuelle, la transe Gnawa remplit des fonctions sociales essentielles dans la construction et le maintien de l'identité collective. La participation aux rituels de transe constitue un processus d'affiliation culturelle qui renforce les liens communautaires et transmet les valeurs traditionnelles.

L'expérience de transe, vécue dans un contexte collectif, crée ce que nous conceptualisons comme une « communitas neurologique », reprenant et étendant le concept de communitas de Victor Turner (1969). Cette communitas se caractérise par une synchronisation non seulement sociale mais aussi neurophysiologique des participants, créant un sentiment d'unité et d'appartenance qui transcende les hiérarchies sociales ordinaires.

Cette dimension collective de la transe explique pourquoi l'isolement des pratiques traditionnelles (urbanisation, individualisation) peut générer des troubles identitaires qui se manifestent par des symptômes psychosomatiques. La perte de la communitas neurologique prive l'individu d'un mécanisme essentiel de régulation psychosociale et de construction identitaire.

3. Hypothèses de recherche détaillées et modèles théoriques

3.1 Modèle intégratif de l'induction de transe par entraînement neural séquentiel

Hypothèse principale H1 : Les structures rythmiques des pratiques Gnawa constituent une « technologie neurologique » sophistiquée qui induit la transe par un processus d'entraînement neural séquentiel, guidant progressivement le cerveau à travers différents états d'oscillations cérébrales selon une progression optimisée : relaxation alpha → immersion thêta → transcendance bêta/gamma.

Prédictions spécifiques :

- H1a : L'analyse spectrale des enregistrements EEG révélera une synchronisation progressive et significative entre les rythmes musicaux Gnawa et les oscillations cérébrales correspondantes, avec des coefficients de cohérence > 0.7 dans les bandes de fréquences ciblées.

- H1b : Cette synchronisation sera d'autant plus marquée que l'expertise rituelle du participant est importante, avec des différences significatives entre praticiens experts, novices et contrôles non-initiés.

- H1c : L'IRMf fonctionnelle révélera un pattern d'activation spécifique caractérisé par une hyperconnectivité entre les régions auditives (cortex auditif primaire et secondaire), limbiques (amygdale, hippocampe), et le réseau du mode par défaut, distincte des patterns observés lors d'autres états de conscience modifiés.

3.2 Modèle psychodynamique de la régulation psychosomatique

Hypothèse H2 : L'interruption de la pratique rituelle Gnawa chez les individus culturellement ancrés génère des conflits psychodynamiques inconscients (culpabilité archétypale et rupture d'alliance symbolique) qui se manifestent par des troubles psychosomatiques spécifiques, la reprise de la pratique induisant une résolution de ces symptômes par restauration de l'équilibre homéostatique psychocorporel.

Prédictions spécifiques :

- H2a : Les participants ayant interrompu leur pratique rituelle présenteront des scores significativement plus élevés aux échelles de somatisation (SCL-90-R, SOMS) et des niveaux de biomarqueurs inflammatoires (IL-6, TNF-α, CRP) élevés comparativement aux praticiens réguliers.

- H2b : L'analyse des entretiens cliniques révélera des thématiques récurrentes de culpabilité, d'anxiété existentielle et de sentiment de « déconnexion spirituelle » chez les participants ayant interrompu leur pratique.

- H2c : La reprise de la pratique rituelle s'accompagnera d'une amélioration significative des scores somatiques et d'une normalisation des biomarqueurs inflammatoires sur une période de 6 mois, corrélée à la fréquence et l'intensité de la pratique.

3.3 Modèle socioculturel de construction identitaire par transe collective

Hypothèse H3 : La transe Gnawa fonctionne comme un mécanisme de construction et de renforcement identitaire à travers la création d'une « communitas neurologique » (synchronisation collective des états de conscience qui renforce l'appartenance culturelle et la cohésion sociale).

Prédictions spécifiques :

- H3a : L'analyse des enregistrements EEG simultanés de participants à des rituels collectifs révélera une synchronisation inter-cérébrale significative (hypersynchrony) dans les bandes de fréquences thêta et gamma, corrélée aux moments de transe collective.
- H3b : Les scores aux échelles d'identité culturelle et d'appartenance communautaire seront positivement corrélés à l'intensité de la synchronisation neurologique observée durant les rituels.
- H3c : L'analyse textuelle des récits de transe révélera une structuration par les archétypes culturels Gnawa spécifiques, avec des patterns récurrents de symboles, figures et narrations qui reflètent et renforcent l'identité collective.

4. Méthodologie détaillée et protocoles expérimentaux

4.1 Design général et approche méthodologique intégrative

Notre approche méthodologique s'articule autour d'un design mixte convergent parallèle (Creswell & Plano Clark, 2017) qui intègre simultanément des méthodes quantitatives expérimentales et des approches qualitatives ethnographiques. Cette convergence méthodologique permet de saisir la complexité multidimensionnelle du phénomène étudié tout en maintenant la rigueur scientifique nécessaire à la validation de nos hypothèses.

Le protocole général s'organise en trois volets complémentaires et interdépendants :

A. Volet expérimental : Études contrôlées en « laboratoire » avec mesures neurophysiologiques et biomédicales

B. Volet clinique longitudinal : Suivi prospectif de cohortes de praticiens sur 18 mois

C. Volet ethnographique : Immersion anthropologique sur le terrain avec observation participante

4.2 Volet expérimental : Neurosciences de la transe Gnawa

D'abord nous insistons sur un aspect fondamental de ce volet, il s'agit d'emmener le laboratoire vers le lieu du culte et non l'inverse. Nous nous attacherons à monter le laboratoire dans un lieu de culte reconnu et validé par la communauté Gnawa.

4.2.1 Participants et critères de sélection

Population cible : 120 participants adultes (18-65 ans) répartis en 4 groupes :

Groupe 1 - Praticiens experts (n=30) :

- Critères d'inclusion : Pratique régulière (>3 fois/mois) depuis >10 ans, reconnaissance communautaire comme Maâlem ou praticien expérimenté, origine culturelle marocaine ou subsaharienne
- Évaluation de l'expertise : Échelle d'expertise rituelle développée spécifiquement (musical sophistication index adapté + questionnaire culturel)

Groupe 2 - Praticiens novices (n=30) :

- Critères d'inclusion : Initiation récente (<2 ans), participation régulière aux rituels (>1 fois/mois), ancrage culturel confirmé
- Profil type : Jeunes adultes en processus d'initiation ou individus ayant redécouvert leurs traditions

Groupe 3 - Participants culturellement exposés (n=30) :

- Critères d'inclusion : Origine culturelle pertinente (Maroc, Afrique de l'Ouest) mais pratique occasionnelle ou inexistante, familiarité avec les traditions musicales
- Contrôle de l'exposition culturelle passive

Groupe 4 - Contrôles naïfs (n=30) :

- Critères d'inclusion : Aucune exposition préalable aux musiques traditionnelles africaines, aucun ancrage culturel spécifique, volontaires sains
- Appariement démographique avec les autres groupes

Critères d'exclusion généraux : Troubles neurologiques ou psychiatriques majeurs, prise de psychotropes, contre-indications à l'IRMf, troubles auditifs, consommation de substances psychoactives dans les 48h précédant l'expérimentation.

4.2.2 Protocole expérimental détaillé

Phase 1 : Évaluation baseline (90 minutes)

- Entretien clinique structuré (Mini International Neuropsychiatric Interview)
- Questionnaires psychométriques : Échelle d'expertise rituelle, Toronto Alexithymia Scale (TAS-20), Tellegen Absorption Scale, Échelle de religiosité/spiritualité
- Tests neurocognitifs : Batterie d'évaluation de l'attention, mémoire de travail, flexibilité cognitive

- Mesures physiologiques de base : Variabilité cardiaque (HRV), conductance cutanée, cortisol salivaire

Phase 2 : Session EEG haute densité (180 minutes)

Préparation technique :

- Installation d'un casque EEG 128 électrodes (système HydroCel GSN, Electrical Geodesics Inc.)
- Impédance <5kΩ pour toutes les électrodes
- Fréquence d'échantillonnage : 1000 Hz
- Enregistrement simultané ECG et EMG (muscles faciaux)

Protocole de stimulation musicale :

La session comprend 6 blocs de 15 minutes séparés par des pauses de 5 minutes :

1. Baseline silence (15 min) : Enregistrement au repos, yeux fermés
2. Phase Alpha (15 min) : Exposition à des rythmes Gnawa lents (88-100 BPM), dispensé par un Maâlem authentique reconnu.
3. Phase Thêta (15 min) : Progression vers tempos moyens (120-134 BPM), maintien des structures rythmiques traditionnelles
4. Phase Gamma (15 min) : Accélération vers tempos rapides (150+ BPM), intensification progressive
5. Transe libre (15 min) : Séquence musicale complète reproduisant un rituel Lila authentique
6. Récupération (15 min) : Retour au silence avec mesure de la persistance des effets

Mesures comportementales simultanées :

- Échelle analogique visuelle de l'état de conscience (toutes les 3 minutes)
- Monitoring vidéo haute résolution pour analyse des micro-expressions et mouvements
- Mesures physiologiques continues : HRV, conductance cutanée, température corporelle

Phase 3 : IRMf fonctionnelle (120 minutes)

Spécifications techniques :

- Scanner 3 Tesla Siemens Prisma
- Séquence EPI multiband (TR=1s, TE=30ms, voxel=2mm^3)
- Acquisition simultanée des séquences anatomiques T1 haute résolution

Paradigme expérimental IRMf :

- Design en blocs avec alternance stimulation/repos (6 blocs de 8 minutes)

- Stimulation auditive par écouteurs compatible IRMf (niveau sonore standardisé)
- Même progression rythmique qu'en EEG mais adaptée aux contraintes de l'IRMf
- Instructions standardisées : « Écoutez la musique et laissez-vous porter par les rythmes »

4.2.3 Analyses neurophysiologiques avancées

Analyses EEG :

1. Préprocessing : Filtrage 0.1-100 Hz, correction artefacts oculaires (ICA), segmentation epochs, rejet automatisé des artefacts
2. Analyse spectrale : Transformée de Fourier temps-fréquence (wavelet), calcul de la puissance spectrale pour chaque bande de fréquence, analyse de cohérence phase-amplitude
3. Connectivité fonctionnelle : Phase lag index (PLI), weighted phase lag index (wPLI), analyse des réseaux cérébraux (graph theory)
4. Machine learning : Classification des états de conscience par SVM, identification des biomarqueurs électrophysiologiques de la transe

Analyses IRMf :

1. Préprocessing SPM12 : Correction mouvements, normalisation spatiale, lissage gaussien 8mm
2. Analyse par contraste : Activation différentielle entre phases rythmiques, comparaisons intergroupes
3. Connectivité fonctionnelle : Seed-based correlation analysis, analyse des réseaux cérébraux (ICA), dynamic functional connectivity
4. Analyses de surface : Cartographie corticale haute résolution, analyse des patterns d'activation

<u>4.3 Volet clinique longitudinal : Psychosomatique et régulation thérapeutique</u>

4.3.1 Design et population d'étude

Design : Étude de cohorte prospective multicentrique sur 18 mois avec mesures répétées

Population : 180 participants issus de la communauté Gnawa marocaine.

Critères d'inclusion :

- Âge 25-60 ans (période de vie adulte stable) 50% hommes et 50% femmes
- Ancrage culturel Gnawa confirmé (naissance dans la communauté ou initiation formelle)
- Pratique antérieure régulière (>2 ans) suivie d'une interruption (>6 mois)
- Absence de pathologies psychiatriques majeures
- Consentement éclairé pour suivi longitudinal

Stratification de l'échantillon :

- Groupe « Interruption continue » (n=60) : Maintien de l'arrêt de la pratique
- Groupe « Reprise progressive » (n=60) : Retour graduel à la pratique rituelle
- Groupe « Pratique continue » (n=60) : Contrôles positifs, pratique régulière maintenue

4.3.2 Protocole de suivi longitudinal

Évaluations baseline (T0) :

- Entretien clinique approfondi (120 min) : Histoire personnelle et familiale, trajectoire de pratique rituelle, contexte d'interruption, symptomatologie actuelle
- Questionnaires psychométriques validés :
  SCL-90-R (somatisation, anxiété, dépression)
  SOMS (Screening für Somatoforme Störungen)
  PHQ-15 (symptômes somatiques)
  Échelle de qualité de vie SF-36
  Inventaire d'identité culturelle (développé spécifiquement)
- Examens biomédicaux : NFS, bilan métabolique, marqueurs inflammatoires (IL-1β, IL-6, TNF-α, CRP), cortisol salivaire (profil circadien), catécholamines urinaires

Évaluations longitudinales (T3, T6, T12, T18 mois) :

- Questionnaires psychométriques (versions courtes)
- Journal de pratique auto-rapportée : Fréquence, durée, intensité subjective, contexte (individuel/collectif)
- Évaluation symptomatologique standardisée
- Marqueurs biologiques : Cortisol, marqueurs inflammatoires
- Entretiens semi-directifs approfondis (T6, T18)

4.3.3 Analyses statistiques longitudinales

Modélisation des trajectoires : Utilisation de modèles mixtes linéaires (LMM) et de modèles de croissance latente pour analyser l'évolution des scores symptomatologiques et biomarqueurs en fonction de la pratique rituelle.

Variables dépendantes principales :

- Scores de somatisation (SCL-90-R, SOMS)
- Niveaux de marqueurs inflammatoires
- Indices de qualité de vie et bien-être

Variables indépendantes :

- Intensité de la pratique rituelle (score composite)
- Durée d'interruption antérieure
- Ancrage culturel (score d'immersion)
- Variables sociodémographiques de contrôle

Analyses de médiation : Tests des mécanismes intermédiaires (ex : l'amélioration symptomatique est-elle médiée par la réduction de l'inflammation ou par l'amélioration de l'identité culturelle ?)

<u>4.4 Volet ethnographique : Anthropologie immersive et analyse culturelle</u>

4.4.1 Terrain d'enquête et méthode ethnographique

Sites d'investigation : Enquête ethnographique multi-sites sur 24 mois dans trois régions représentatives de la diversité des pratiques Gnawa :

1. Essaouira (8 mois) : Berceau historique des Gnawa, communauté traditionnelle préservée, rituels authentiques, transmission intergénérationnelle active
2. Fés-Meknès (8 mois) : Contexte urbain moderne, adaptations contemporaines, diaspora interne, négociation tradition/modernité
3. Afrique subsaharienne (8 mois) : Diaspora, transnationalisation des pratiques, enjeux identitaires en contexte migratoire

Approche méthodologique : Ethnographie multi-espèces (humans + spirits) combinant observation participante, entretiens approfondis, cartographie sociale et analyse des pratiques corporelles.

4.4.2 Protocole ethnographique détaillé

Phase d'immersion (premiers 3 mois sur chaque site) :

- Intégration progressive dans les réseaux communautaires Gnawa
- Apprentissage des bases musicales et rituelles (formation avec Maâlems locaux)
- Cartographie des lieux de pratique, hiérarchies sociales, réseaux d'influence
- Constitution d'un corpus de contacts (praticiens, patients, familles, autorités religieuses)

Observation participante systématique :

- Participation à 150 rituels de diverses typologies : Lila thérapeutiques, cérémonies privées, festivals publics, séances d'apprentissage
- Documentation audiovisuelle : Enregistrements haute définition (accord préalable), photographie ethnographique, prise de notes détaillées
- Grille d'observation standardisée : Déroulement rituel, participants, rôles sociaux, manifestations de transe, interactions thérapeutiques
- Journal de terrain quotidien : Observations, réflexions méthodologiques, évolution du positionnement de chercheur

Entretiens ethnographiques approfondis : 180 entretiens semi-directifs (60 par site) avec diversité des profils :

Maâlems et musiciens expérimentés (30)
Praticiens réguliers de différents âges (60)
Patients ayant bénéficié de soins rituels (45)
Familles et proches (30)
Autorités religieuses et figures communautaires (15)

Guide d'entretien thématique :

- Trajectoire personnelle et initiation aux pratiques Gnawa
- Représentations de la maladie, de la guérison et de l'efficacité rituelle
- Expériences subjectives de transe : Descriptions phénoménologiques, interprétations personnelles
- Évolutions des pratiques : Adaptations contemporaines, négociations avec la modernité
- Transmission intergénérationnelle : Apprentissages, enjeux identitaires

4.4.3 Analyses anthropologiques et traitement des données qualitatives

Analyse thématique des entretiens :

- Transcription intégrale et traduction (arabe, français, langues berbères)
- Codage thématique assisté par logiciel NVivo : Identification des thèmes récurrents, catégories émergentes
- Analyse comparative inter-sites : Variations régionales, effets de contexte urbain/rural
- Construction de typologies : Profils de praticiens, modalités d'expérience de transe, conceptions thérapeutiques

Analyse des récits de transe :

- Corpus de 300 récits d'expériences de transe collectés
- Analyse narrative : Structures récurrentes, figures archétypales, symbolisme culturel
- Analyse sémiotique : Systèmes de signification, logiques symboliques
- Traitement computationnel : Analyse lexicométrique, extraction d'entités nommées (spirits, lieux, couleurs)

Cartographie sociale et réseaux :

- Analyse des réseaux sociaux communautaires (logiciel Gephi)
- Mapping des flux de transmission (maîtres-apprentis, lignées initiatiques)
- Évolution des pratiques dans l'espace urbain : Adaptation, résistance, innovation

5. Résultats attendus et contributions scientifiques

5.1 Contributions théoriques majeures

5.1.1 Nouveau paradigme de la « neuro-efficacité symbolique »

Nos travaux proposent un modèle théorique innovant qui articule rigoureusement les mécanismes neurobiologiques et les processus symboliques dans l'efficacité thérapeutique rituelle. Contrairement aux approches réductionnistes, qui privilégient soit l'explication biologique soit l'interprétation culturelle, notre concept de « neuro-efficacité symbolique » démontre que l'efficacité thérapeutique émerge précisément de l'interaction synergique entre synchronisation neuronale et activation des structures archétypales.

Cette conceptualisation révolutionnaire implique que les pratiques thérapeutiques traditionnelles ne peuvent être comprises ni par les neurosciences seules ni par l'anthropologie seule, mais nécessitent une approche intégrative qui reconnaît la codétermination des processus biologiques et culturels. Les résultats attendus montreront que la même séquence rythmique, privée de son contexte symbolique, produit des effets neurophysiologiques mesurables mais sans impact thérapeutique durable, tandis que les symboles culturels sans support neurobiologique restent inefficaces.

Ce paradigme remet en question la hiérarchisation traditionnelle des savoirs qui place la science « dure » au sommet et considère les savoirs traditionnels comme des « croyances » à expliquer par la science. Notre approche propose une épistémologie symétrique où savoirs traditionnels et connaissances scientifiques s'éclairent mutuellement, les premiers révélant des mécanismes que les seconds permettent d'objectiver.

5.1.2 Modélisation des mécanismes psychosomatiques rituels

Nos résultats développeraient une théorie psychodynamique originale de la régulation psychosomatique par les pratiques rituelles collectives. Cette théorie, que nous nommons « modèle de l'homéostasie sociobiologique », propose que les rituels de transe fonctionnent comme des mécanismes de régulation homéostatique qui intègrent simultanément les dimensions intrapsychiques (gestion des conflits inconscients), interpersonnelles (cohésion sociale, résolution des tensions communautaires) et biologiques (régulation neuroendocrinienne, modulation inflammatoire).

L'originalité de ce modèle réside dans sa démonstration que l'efficacité thérapeutique individuelle des rituels de transe ne peut être dissociée de leur fonction sociale. La guérison individuelle s'opère par et dans la restauration de l'harmonie collective, créant une boucle de rétroaction positive où cohésion sociale et bien-être individuel se renforcent mutuellement.

Nos analyses révéleront alors, que les troubles psychosomatiques liés à l'interruption des pratiques rituelles suivent des patterns culturellement déterminés. Les symptômes ne sont pas des manifestations aléatoires du stress, mais des expressions codifiées qui « parlent » dans le langage symbolique de la culture. Cette découverte ouvrira la voie à une psychiatrie culturelle qui reconnaît la spécificité des expressions symptomatiques selon les matrices culturelles.

5.2 Innovations méthodologiques et technologiques

5.2.1 Protocoles de « neurophénoménologie culturelle »

Notre recherche développe une approche méthodologique innovante qualifiée de « neurophénoménologie culturelle », qui combine :

- Mesures objectives des corrélats neurophysiologiques
- Description phénoménologique fine des expériences subjectives
- Analyse anthropologique du contexte culturel et des significations collectives
- Modélisation computationnelle des interactions complexes

Cette approche constitue une avancée méthodologique majeure pour l'étude scientifique des phénomènes de conscience en contexte culturel. Elle dépasse les limites des approches neuroscientifiques classiques qui étudient la conscience dans des conditions artificielles et des approches anthropologiques qui ne disposent pas d'outils d'objectivation des processus biologiques.

Le projet développe des outils technologiques spécifiquement adaptés à l'étude écologique des rituels :

- Casques EEG portables haute résolution pour enregistrements en conditions naturelles
- Applications mobiles pour auto-évaluation en temps réel des états de conscience
- Plateformes de réalité virtuelle pour reproduction immersive des contextes rituels
- Algorithmes de machine learning pour reconnaissance automatique des patterns de transe

5.2.2 Biomarqueurs de la transe et diagnostic différentiel

Nos analyses par machine learning identifieront des biomarqueurs électrophysiologiques spécifiques de la transe Gnawa, permettant une classification objective des états de conscience modifiés. Ces signatures incluront :

- Patterns de connectivité fonctionnelle caractéristiques
- Séquences temporelles d'activation des réseaux cérébraux
- Marqueurs de synchronisation inter-cérébrale en contexte collectif
- Corrélations avec les marqueurs périphériques (variabilité cardiaque, hormones de stress)

Ces biomarqueurs auront des applications cliniques directes pour le diagnostic différentiel entre états de transe thérapeutiques et troubles dissociatifs pathologiques, contribuant au développement d'une nosologie psychiatrique culturellement informée.

5.3 Applications cliniques et thérapeutiques

5.3.1 Protocoles de musicothérapie neuroscientifiquement informée

Les résultats permettront de développer des protocoles thérapeutiques innovants, qui intègrent les principes neuroscientifiques découverts dans des cadres cliniques occidentaux. Ces « thérapies par entraînement neural rythmique » adapteront les structures musicales Gnawa pour traiter :

- Troubles anxieux et dépressifs résistants
- Syndrome de stress post-traumatique
- Troubles psychosomatiques chroniques
- Difficultés d'identité culturelle en contexte migratoire

L'identification des facteurs prédictifs de réceptivité à la transe permettra de développer des approches thérapeutiques personnalisées, adaptées aux profils neuropsychologiques individuels et aux ancrages culturels spécifiques des patients.

5.3.2 Médecine intégrative et dialogue interculturel

Les résultats fourniront les bases scientifiques pour développer des modèles de soins qui intègrent harmonieusement approches biomédicales occidentales et thérapies traditionnelles. Cette intégration ne relèvera pas du syncrétisme mais d'une complémentarité fondée sur la compréhension des mécanismes d'action spécifiques de chaque approche.

Le projet développera des modules de formation pour sensibiliser les professionnels de santé aux dimensions culturelles et spirituelles des troubles psychosomatiques et aux ressources thérapeutiques des traditions musicales.

6. Structure détaillée de la thèse et planification

6.1 Architecture de la thèse

Partie I : Fondements théoriques et épistémologiques (150 pages).
Chapitre 1 : État critique de l'art et positionnement épistémologique (50 pages)
- 1.1 Neurosciences de la conscience : Apports et limites des approches réductionnistes
- 1.2 Anthropologie médicale : De l'efficacité symbolique aux neurosciences culturelles

- 1.3 Psychodynamique des rituels : Inconscient individuel et collectif
- 1.4 Vers une épistémologie intégrative : Défis et opportunités
- 1.5 Les pratiques Gnawa comme objet d'étude privilégié

Chapitre 2 : Cadres théoriques convergents (50 pages)
- 2.1 Théorie de l'entraînement neural : Mécanismes et applications
- 2.2 Psychosomatique et régulation homéostatique
- 2.3 Archétypes culturels et structuration de l'expérience
- 2.4 Sociologie des rituels : Fonction sociale et construction identitaire
- 2.5 Modèle théorique intégratif proposé

Chapitre 3 : Contextualisation historique et culturelle des Gnawa (50 pages)
- 3.1 Histoire et migration des populations : De l'Afrique subsaharienne au Maghreb
- 3.2 Système thérapeutique Gnawa : Cosmologie, panthéon, pratiques
- 3.3 Structures musicales et progression rythmique : Analyse ethnomusicologique
- 3.4 Évolutions contemporaines : Urbanisation, mondialisation, patrimonialisation
- 3.5 Enjeux de la recherche en contexte postcolonial

Partie II : Méthodologie et protocoles (100 pages)

Chapitre 4 : Approche méthodologique intégrative (30 pages)
- 4.1 Justification du design mixte convergent parallèle
- 4.2 Défis de l'interdisciplinarité : Compatibilité épistémologique et méthodologique
- 4.3 Questions éthiques et déontologiques
- 4.4 Positionnement du chercheur et réflexivité

Chapitre 5 : Protocoles neuroscientifiques et cliniques (35 pages)
- 5.1 Design expérimental et population d'étude
- 5.2 Techniques d'enregistrement neurophysiologique
- 5.3 Protocole de suivi longitudinal clinique
- 5.4 Analyses statistiques et computationnelles

Chapitre 6 : Méthodes ethnographiques et analyses qualitatives (35 pages)
- 6.1 Stratégie d'enquête ethnographique multi-sites
- 6.2 Observation participante et immersion culturelle
- 6.3 Entretiens approfondis et récits de vie
- 6.4 Analyses thématiques et interprétatives

Partie III : Résultats empiriques (200 pages)

Chapitre 7 : Corrélats neurophysiologiques de la transe Gnawa (70 pages)

- 7.1 Patterns d'entraînement neural : Analyses EEG
- 7.2 Cartographie cérébrale par IRMf : Réseaux d'activation
- 7.3 Variations interindividuelles et effets de l'expertise
- 7.4 Signatures neurophysiologiques spécifiques
- 7.5 Comparaisons avec autres états de conscience modifiés

Chapitre 8 : Régulation psychosomatique et suivi longitudinal (65 pages)

- 8.1 Caractéristiques des troubles associés à l'interruption rituelle
- 8.2 Évolution symptomatologique et biomarqueurs
- 8.3 Facteurs prédictifs et trajectoires de rétablissement
- 8.4 Mécanismes psychodynamiques sous-jacents
- 8.5 Efficacité thérapeutique de la reprise pratique

Chapitre 9 : Dimensions socioculturelles et construction identitaire (65 pages)

- 9.1 Analyse ethnographique des rituels thérapeutiques
- 9.2 Récits de transe et structures archétypales
- 9.3 Transmission intergénérationnelle et adaptation contemporaine
- 9.4 Synchronisation collective et communitas neurologique
- 9.5 Négociation identitaire en contexte diasporique

Partie IV : Synthèse théorique et implications (100 pages)

Chapitre 10 : Vers une théorie de la neuro-efficacité symbolique (40 pages)

- 10.1 Intégration des résultats multidisciplinaires
- 10.2 Mécanismes de la neuro-efficacité symbolique
- 10.3 Modélisation des interactions bioculturelles
- 10.4 Généralisation à d'autres pratiques rituelles

Chapitre 11 : Applications cliniques et thérapeutiques (30 pages)

- 11.1 Protocoles de musicothérapie neuroscientifiquement informée
- 11.2 Médecine intégrative et soins interculturels
- 11.3 Prévention et intervention communautaire
- 11.4 Formation des professionnels de santé

Chapitre 12 : Perspectives et recherches futures (30 pages)

- 12.1 Limites de l'étude et biais potentiels
- 12.2 Développements technologiques et méthodologiques
- 12.3 Extensions à d'autres populations et pratiques
- 12.4 Implications pour les politiques de santé publique

6.2 Planification détaillée sur 4 ans

Année 1 : Fondations et préparatifs (12 mois)
Trimestre 1 : Formation méthodologique et revue de littérature
- Formation intensive aux techniques EEG/IRMf (stage de 6 semaines)
- Formation à l'ethnographie médicale et aux méthodes qualitatives
- Revue systématique de la littérature (300 articles analysés)
- Rédaction du cadre théorique (Chapitres 1-2)

Trimestre 2 : Développement méthodologique et préparation terrain
- Élaboration des protocoles expérimentaux détaillés
- Développement des outils de mesure spécifiques
- Formation aux bases musicales et culturelles Gnawa (3 mois au Maroc)
- Établissement des partenariats institutionnels

Trimestre 3 : Pilotage et validation méthodologique
- Étude pilote neuroscientifique (n=20)
- Test des protocoles cliniques et ethnographiques
- Ajustements méthodologiques
- Rédaction des aspects méthodologiques (Chapitres 4-6)

Trimestre 4 : Finalisation préparatifs et première immersion
- Recrutement et formation de l'équipe de recherche
- Validation des outils et procédures
- Début de l'immersion ethnographique (Essaouira)
- Installation du laboratoire
- Premiers enregistrements neurophysiologiques

Année 2 : Collecte de données intensive (12 mois)
Trimestre 5-6 : Expérimentations neuroscientifiques
- Collecte complète des données EEG/IRMf (n=120)
- Analyses préliminaires en temps réel
- Poursuite ethnographie Essaouira
- Début du suivi longitudinal clinique

Trimestre 7-8 : Terrain ethnographique Meknes/Fès
- Immersion urbaine et adaptation méthodologique
- Documentation des variantes urbaines
- Continuation expérimentations et suivi clinique
- Première triangulation des données

Année 3 : Terrain diasporique et analyses (12 mois)
Trimestre 9-10 : Terrain diasporique Afrique
- Ethnographie
- Spécificités identitaires diasporiques

- Finalisation collecte données cliniques
- Début analyses approfondies

Trimestre 11-12 : Analyses intensives et rédaction
- Traitement complet des données quantitatives
- Analyses qualitatives approfondies
- Rédaction des résultats empiriques (Chapitres 7-9)
- Préparation communications scientifiques

Année 4 : Synthèse et valorisation (12 mois)

Trimestre 13-14 : Intégration théorique et applications
- Synthèse théorique multidisciplinaire
- Développement applications cliniques
- Rédaction synthèse (Chapitres 10-12)
- Soumission d'articles dans revues internationales

Trimestre 15-16 : Finalisation et soutenance
- Révisions et finalisations
- Préparation soutenance
- Dissémination résultats (conférences, médias)
- Préparation projets post-doctoraux

7. Équipe de recherche et collaborations institutionnelles

7.1 Comité de direction scientifique

Directeur de thèse principal : Prof. [Nom] - Neurosciences cognitives
- Spécialisation : Neurophysiologie de la conscience, entraînement neural
- Institution : [Université/Institut de recherche]
- Rôle : Supervision des aspects neuroscientifiques, méthodologie expérimentale

Co-directeur : Prof. [Nom] - Anthropologie médicale
- Spécialisation : Anthropologie du Maghreb, systèmes thérapeutiques traditionnels
- Institution : [Université]
- Rôle : Supervision ethnographique, analyse culturelle

Co-encadrant clinique : Dr. [Nom] - Psychiatrie/Psychosomatique
- Spécialisation : Troubles psychosomatiques, psychiatrie transculturelle
- Institution : [Hôpital universitaire]
- Rôle : Aspects cliniques, éthique médicale

7.2 Collaborations institutionnelles internationales

Partenariats académiques:
- Université Mohamed V, Rabat (co-direction marocaine)
- Institut National des Sciences de l'Archéologie et du Patrimoine, Rabat
- CNRS - Laboratoire d'Ethnologie et de Sociologie Comparative
- Max Planck Institute for Psycholinguistics (analyses computationnelles)

Collaborations techniques:
- Plateforme neuroimagerie [Institution]
- Laboratoire d'analyse biologique [Nom]
- Centre de calcul haute performance [Université]

7.3 Équipe de recherche élargie

Post-doctorant neurosciences : Analyses EEG/IRMf, développement algorithmes
Doctorant anthropologie : Terrain ethnographique, analyses qualitatives
Ingénieur biomédical : Développement outils, acquisition données
Psychologue clinicien : Évaluations cliniques, entretiens
Ethnomusicologue : Analyse structures musicales, documentation
Biostatisticien : Analyses longitudinales, modélisation

8. Impact scientifique et sociétal attendu

8.1 Contributions à l'avancement des connaissances

Cette thèse ambitionne de révolutionner notre compréhension scientifique des pratiques rituelles thérapeutiques, en démontrant empiriquement que l'efficacité de ces pratiques repose sur des mécanismes neurobiologiques précis, potentialisés par des matrices culturelles spécifiques. Cette démonstration constituera un tournant épistémologique majeur, établissant les bases d'une « neuroscience culturelle » qui reconnaît la codétermination des processus biologiques et symboliques.

L'impact théorique s'étendra bien au-delà du domaine des pratiques rituelles pour transformer notre compréhension générale des relations esprit/corps, ouvrant de nouvelles perspectives pour la psychosomatique, la psychiatrie culturelle, et l'anthropologie médicale. Le concept de « neuro-efficacité symbolique » deviendrait alors un paradigme de référence pour l'étude scientifique des phénomènes culturels à substrat neurobiologique.

8.2 Retombées cliniques et thérapeutiques

Les applications cliniques directes incluront le développement de protocoles thérapeutiques innovants pour les troubles résistants aux approches conventionnelles, particulièrement efficaces pour les populations migrantes en souffrance identitaire. La caractérisation des biomarqueurs de la transe permettra un diagnostic différentiel précis et une personnalisation thérapeutique.

L'intégration de ces approches dans les systèmes de soins modernes contribuera au développement d'une médecine véritablement intégrative, scientifiquement fondée et culturellement respectueuse, répondant aux attentes croissantes des populations pour des soins holistiques.

8.3 Impact sociétal et politique

Cette recherche contribuera à la reconnaissance scientifique et institutionnelle des savoirs thérapeutiques traditionnels, favorisant le dialogue interculturel et la lutte contre les discriminations ethnoculturelles dans les systèmes de soins. Elle soutiendra les revendications des communautés traditionnelles pour la préservation et la valorisation de leur patrimoine thérapeutique.

Au niveau des politiques publiques, les résultats fourniront des arguments scientifiques robustes pour l'intégration des approches traditionnelles dans les programmes de santé publique, particulièrement pour les populations diasporiques et les soins de santé mentale communautaires.

Conclusion : Vers une science intégrative du soin

Cette thèse de doctorat représente une entreprise scientifique ambitieuse qui vise à dépasser les clivages disciplinaires traditionnels, pour développer une compréhension intégrative des mécanismes thérapeutiques rituels. En articulant rigoureusement neurosciences, psychologie clinique et anthropologie, elle ouvre la voie à une nouvelle épistémologie du soin qui reconnaît la complexité irréductible des phénomènes humains.

L'étude des pratiques Gnawa, par sa profondeur historique, sa sophistication technique et sa vitalité contemporaine, constitue un laboratoire naturel exceptionnel pour explorer ces questions fondamentales. Les résultats attendus transformeront non seulement notre compréhension scientifique de la transe et des rituels thérapeutiques, mais contribueront également au développement de nouvelles approches cliniques plus efficaces et respectueuses de la diversité culturelle.

Cette recherche s'inscrit pleinement dans les enjeux contemporains de décolonisation des savoirs, de dialogue interculturel et de développement durable des systèmes de soins, proposant un modèle de recherche collaborative qui valorise autant l'expertise académique que les savoirs communautaires traditionnels.

L'ambition ultime de ce projet est de démontrer que la science, loin d'invalider les savoirs traditionnels, peut révéler leur sophistication et leur pertinence, ouvrant ainsi la voie à une réconciliation féconde entre modernité scientifique et sagesses ancestrales, au service du bien-être humain.

Glossaire des Abréviations

Abréviation	Signification	Contexte
5-HT2A	Récepteur sérotoninergique 2A	Récepteur impliqué dans la modulation des états altérés de conscience, notamment via des substances psychédéliques ou méditation (e.g., hypersensibilité dans transe).
ATV	Aire tegmentale ventrale (Ventral Tegmental Area)	Région cérébrale impliquée dans la libération de dopamine, associée à la joie spirituelle et l'union mystique dans la Khouloua.
BCI	Interface cerveau-ordinateur (Brain-Computer Interface)	Technologie proposée pour induire ou moduler des états de transe de manière adaptative.
BDNF	Facteur neurotrophique dérivé du cerveau (Brain-Derived Neurotrophic Factor)	Protéine favorisant la neuroplasticité et la neurogenèse, augmentée par jeûne/méditation dans la transe thérapeutique et la Khouloua.
CCA	Cortex cingulaire antérieur	Région cérébrale impliquée dans le contrôle cognitif et la métacognition, avec corrélation négative à la susceptibilité à la transe.

Abréviation	Signification	Contexte
CPFDL	Cortex préfrontal dorsolatéral	Région associée au contrôle exécutif, désactivée dans les états de transe pour réduire l'analyse critique.
CPFVM	Cortex préfrontal ventromédial	Région impliquée dans l'intégration émotionnelle, désactivée partiellement lors de la perception de présence divine dans la Khouloua.
DMN	Réseau du mode par défaut (Default Mode Network)	Ensemble de régions cérébrales (e.g., PCC, précuneus) désactivées dans la transe extatique, liées à la dissolution du sens de soi.
DTI	Imagerie par tenseur de diffusion (Diffusion Tensor Imaging)	Technique d'imagerie cérébrale pour étudier les changements structurels dans la substance blanche, observés dans la neuroplasticité induite par la privation sensorielle.
EEG	Électroencéphalographie	Technique de mesure des oscillations cérébrales (e.g., thêta, alpha) utilisée pour monitorer les états de transe.
fMRI	Imagerie par résonance magnétique fonctionnelle	Technique d'imagerie cérébrale pour étudier les activations/désactivations régionales dans la transe.
GDNF	Facteur neurotrophique dérivé des cellules gliales	Protéine favorisant la protection/régénération neuronale, augmentée

Abréviation	Signification	Contexte
	(Glial-Derived Neurotrophic Factor)	dans la transe thérapeutique.
HAM-A	Hamilton Anxiety Rating Scale	Échelle clinique pour évaluer l'anxiété baseline avant induction de transe thérapeutique.
HPA	Axe Hypothalamo-Hypophyso-Surrénalien	Système neuroendocrinien régulant la réponse au stress via la libération de cortisol, activé lors du diagnostic de possession.
IIT	Integrated Information Theory	Théorie de la conscience (Tononi) basée sur l'intégration informationnelle (Φ), critiquée pour ses limites dans la transe.
LTP	Potentialisation à long terme (Long-Term Potentiation)	Mécanisme de renforcement synaptique favorisé par les oscillations thêta dans la transe thérapeutique.
MEG	Magnétoencéphalographie	Technique de mesure des champs magnétiques cérébraux, utilisée pour étudier les oscillations cérébrales (ex. : thêta, gamma) dans les états de transe.
NGF	Facteur de croissance nerveuse (Nerve Growth Factor)	Protéine neurotrophique augmentée dans l'hippocampe/cortex préfrontal en transe.
PCC	Cortex cingulaire postérieur	Région du DMN, hypoactivée (-50-70%)

Abréviation	Signification	Contexte
		dans la transe et la Khouloua pour dissolution du self.
rTMS	Stimulation magnétique transcrânienne répétitive (Repetitive Transcranial Magnetic Stimulation)	Technique proposée pour induire des états de transe ou LTP dans des contextes thérapeutiques.
SMR	Rythme sensorimoteur (Sensorimotor Rhythm)	Bande EEG (12-15 Hz) entraînée dans le neurofeedback pour optimiser les états de transe.
tDCS	Stimulation transcrânienne à courant direct (Transcranial Direct Current Stimulation)	Technique pour moduler l'excitabilité corticale dans la transe thérapeutique.
TDI	Trouble Dissociatif de l'Identité	Trouble psychiatrique caractérisé par plusieurs identités ou états de personnalité, lié aux symptômes de possession dans la Roquia.
TSPT	Trouble de stress post-traumatique	Pathologie ciblée par la transe thérapeutique pour déconditionner les réponses de peur.
V1	Cortex visuel primaire	Région désinhibée dans la Khouloua (Phase I : Visions lumineuses) due à la privation sensorielle.
V4	Aire visuelle 4	Région hyperactivée dans la Khouloua pour perceptions de couleurs intenses en visions spirituelles.

Abréviation	Signification	Contexte
VTA	Aire Tegmentale Ventrale (Ventral Tegmental Area)	Région cérébrale impliquée dans la libération de dopamine, associée aux états de récompense dans la transe (synonyme de ATV).

Structures éditoriales du groupe L'Harmattan

L'Harmattan Italie
Via degli Artisti, 15
10124 Torino
harmattan.italia@gmail.com

L'Harmattan Hongrie
Kossuth l. u. 14-16.
1053 Budapest
harmattan@harmattan.hu

L'Harmattan Sénégal
10 VDN SICAP AMITIE 3
BP 45034 Dakar-Fann
direction@senharmattan.com

L'Harmattan Cameroun
Tsinga/Derrière polyclinique FECAFOOT
BP 11486 Yaoundé
Jacques.koukam@harmattan.fr

L'Harmattan Burkina Faso
Villa 281, secteur 23 623, rue 14.32
Ouagadougou
zagbie@outlook.fr

L'Harmattan Guinée
Almamya, rue KA 028 OKB Agency
BP 3470 Conakry
harmattanguinee@yahoo.fr

L'Harmattan RDC
185, avenue Nyangwe
Commune de Lingwala – Kinshasa
matangilamusadila@yahoo.fr

L'Harmattan Congo
219, avenue Nelson Mandela
BP 2874 Brazzaville
deunovmikhael@gmail.com

L'Harmattan Mali
Immeuble Mgr Jean Marie Cissé
Aci Hamadallaye
BP 145 Bamako
syllaka@yahoo.fr

L'Harmattan Togo
Djidjole – Maison Amela
face EPP BATOME
02 BP 20680 Lomé
didieramela11@gmail.com

L'Harmattan Côte d'Ivoire
Résidence Karl – Cité des Arts
Abidjan-Cocody
03 BP 1588 Abidjan
harmattan.ivoire@gmail.com

L'Harmattan Bénin
Rue 604, (Immeuble à l'entrée
de la rue UCAO- Cite de Saint-Jean)
Cotonou
stepcorpus@gmail.com

Nos librairies en France

Librairie internationale
16, rue des Écoles
75005 Paris
librairie.internationale@harmattan.fr
01 40 46 79 11
www.librairieharmattan.com

Librairie des savoirs
21, rue des Écoles
75005 Paris
librairie.sh@harmattan.fr
01 46 34 13 71
www.librairieharmattansh.com